Titelbild:           Der Leistenschmerz, Skizze J. Krüger

Fotos:               Hans Scherhaufer

Grafiken und Layout: Simon Bonnen

ISBN 978-1492228585

*Haftungsausschluss*

Bei der Verfassung des Buches und der darin enthaltenden Ratschläge und Tipps wurde vom Autor nach Sichtung der Literatur und auf der Grundlage der eigenen ärztlichen Erfahrung mit großer Sorgfalt vorgegangen.
Der Autor übernimmt jedoch keine Gewähr für die Vollständigkeit und die Aktualität dieser Informationen.
Dieses Buch und die darin erhaltenen Ratschläge stellen keinen Ersatz für eine notwendige medizinische Beratung durch hierfür qualifizierte Ärzte dar.
Es versteht sich von selbst, dass der Inhalt des Buches den Leser nicht befähigt eigene Diagnosen zu stellen oder eine Selbstbehandlung durchzuführen.
Eine Haftung für die im Buch enthaltenden Informationen und Ratschläge wird nicht übernommen. Ausgeschlossen sind ebenso Haftungsansprüche, die sich aus der Nutzung der im Buch enthaltenen Informationen und Ratschläge bzw. einer fehlerhaften oder unvollständigen Information ergeben.

**Vorwort** ...................................................................**4**

**Prolog** ...................................................................**8**

**1. KAPITEL DIE LEISTE: WAS IST DAS EIGENTLICH?** .....................**15**

**2. KAPITEL EIN AUSFLUG IN DIE VERGANGENHEIT:**
**EINE KURZE GESCHICHTE DES LEISTENBRUCHS** ........................**19**
*K.s Krankengeschichte: Leistenschmerz und Leistenerkrankung –*
*zwei Seiten eines Problems* ..........................................*24*

**3. KAPITEL DIE LEISTE IN DER SPORTMEDIZIN** ........................**27**

**4. KAPITEL DER LEISTENSCHMERZ – EIN ÜBERBLICK** ..................**31**

**5. KAPITEL NÜTZLICHES WISSEN ZUR DIAGNOSTIK:**
**WIE GEHEN WIR IN UNSERER PRAXIS VOR?** ..........................**40**
5.1 Vom Wort zur Tat – Die ärztliche Untersuchung .................... 42
5.2 Den Dingen auf den Grund gehen –
technische Untersuchungsmethoden.................................. 43
*Vorsicht: Chirurg!* ....................................................*45*

**6. KAPITEL LEISTENSCHMERZ: „SPIEL" MIT VIELEN VARIABLEN....48**
6.1. Wenn die Leiste direkt betroffen ist: typische Erkrankungen der
Leistenregion................................................................ 49
*1. Halbzeit – Raymond Hecht oder:*
*Manchmal geht es auch unorthodox* ................................*49*
*Halbzeitpause – Typische Erkrankungen der Leistenregion*.................*56*
*2. Halbzeit – Auf dem Weg zum „Sieg"*..............................*57*
***Exkurs** Leistenoperationen – eine Standardsituation.*
*Viele Varianten sind möglich. Wähle die Richtige!* ..................*64*
***Exkurs** Fäden und Netze* ...........................................*67*
6.2 Wenn die Nerven ins „Spiel" kommen –
neurologische Ursachen des Leistenschmerzes ........................ 70
*1. Halbzeit – Thorsten Frings oder: Reine Nervensache!*..............*70*
*Halbzeitpause – 3 Nerven reizen die Leiste!* ......................*74*
*2. Halbzeit – Auf dem Weg zum „Sieg"*..............................*75*
***Exkurs** Der chronische Leistenschmerz nach der Leistenoperation*...*77*

6.3 Ein besonderes Phänomen „Der ungeliebte Star" –
Die Schambeinentzündung.................................................................. 80
   *1. Halbzeit – Immer locker, aber bitte nicht an den falschen Stellen . 80*
   *Halbzeitpause – Früh defensiv vorgehen!................................... 84*
   *2. Halbzeit – Auf dem Weg zum „Sieg".................................... 85*
6.4 Wenn der Rücken Ursache für den Leistenschmerz ist –
orthopädische Erkrankungen ............................................................. 91
   *1. Halbzeit – Wie der Verteidiger K. durch allerlei Diagnosen in die*
   *Defensive geriet............................................................................ 91*
   *Halbzeitpause – Immer an den Rücken denken!....................... 98*
   *2. Halbzeit – Auf dem Weg zum „Sieg"................................ 100*
6.5 Wenn die Muskeln streiken –
muskuläre Verletzungen als Ursache des Leistenschmerz ....................106
   *1. Halbzeit – F. oder: Was Bilder manchmal verschweigen .........106*
   *Halbzeitpause – Muskelverletzungen schmerzhaft,*
   *häufig und langwierig!................................................................ 111*
   *2. Halbzeit – Der Weg zum „Sieg".......................................... 112*
6.6 Wenn das Hüftgelenk „streikt........................................................117
   *1. Halbzeit – Der ewige Patient A. oder:*
   *Was man alles sehen kann, wenn sich der Kontrast erhöht ...............117*
   *Halbzeitpause – Auch das Hüftgelenk macht Leistenschmerzen!......121*
   *2. Halbzeit – Der Weg zum „Sieg".......................................... 123*
6.7 Wenn andere Erkrankungen ins Feld kommen .............................127

**7. KAPITEL ERGÄNZENDE THERAPIEN .................................... 130**
7.1 Schmerzmittel: Warum nicht?.....................................................130
7.2 Physiotherapeutische Tipps und Selbstübungen.......................131

**EPILOG ........................................................................................145**

**ANHANG ......................................................................................147**
Zahlen und Fakten..............................................................................147
Selbsttest ............................................................................................148
Befundnavigator ................................................................................151
Kleines Leisten – Lexikon..................................................................154

**DANKSAGUNG ...........................................................................160**

**LITERATUR ..................................................................................161**

# Vorwort

Es ist nur ein Spiel, eine Freizeitbeschäftigung natürlich. Aber wie nah liegen Wut, Freude, Hoffnung und Enttäuschung im Sport beieinander! Wenn wir ehrlich sind, bedauern wir die, die sich nicht für Sport begeistern können, wie wir Menschen bedauern, denen etwas Entscheidendes fehlt. Die nicht lieben können, denen die Leidenschaft für die Dinge fehlt, die gezwungen sind ohne die Kraft großer Emotionen durchs Leben zu gehen. Doch für die meisten ist Sport allgegenwärtig.

Denken wir nur an die vielen Fußballfans. In den fußballfreien Zeiten zwischen Hin- und Rückrunde oder in der Sommerpause, scheint es für sie, als würde es keinen Sport mehr geben, als hätte sich der Rhythmus des Lebens ohne dieses vertraute Metronom der Woche merkwürdig verändert. Die Wochenenden werden dann länger. Es fehlt die Aufregung, die prickelnde Spannung.

Doch dann beginnt die neue Saison und das Leben nimmt wieder Fahrt auf. Der Spielplan wird zum Mittelpunkt jeder Woche. Die Fans, oft selbst Freizeitkicker, fiebern mit ihrer Mannschaft und ihren Idolen. Am nächsten Tag diskutieren Experten so ernst über den Fußball, als sei es die bedeutendste Sache der Welt. Sie geben Prognosen ab und analysieren auch den Krankenstand der Vereine. Woche für Woche werden im „Kicker" nicht nur die Mannschaften bewertet, sondern auch die verletzten Spieler erwähnt – für den Fan eine unendliche Liste des Leidens. Und immer häufiger drehen sich diese Krankheiten um eine bestimmte Region: Die Leiste.

„Robben – Leisten OP!" (Bild.de)
„Robben: Ich habe fast täglich Schmerzen." (www.t-online.de)
„Gefürchtete Schambeinentzündung stoppt Götzes Höhenflug" (Ärztezeitung)
„Aogo fällt mit Schambeinentzündung weiter aus." (www.abendblatt.de)

Nachrichten dieser Art versetzen die Fans ebenso in Aufregung, wie sie die betroffenen Fußballer in Panik stürzen. Kaum eine Verletzung im Sport scheint so unberechenbar wie eine Leistenverletzung! Es vergeht kein Monat, in dem nicht ein

Profifußballer der Bundesliga wegen einer Leistenverletzung oder Schambeinentzündung pausieren oder sogar operiert werden muss. Bei den Sportverletzungen, die insgesamt in den letzten Jahren stark angestiegen sind, stehen die Leistenverletzungen zusammen mit den muskulären Verletzungen an der Spitze. Natürlich gab es Leistenverletzungen auch schon in den 70 er und 80 er Jahren. Sie sind kein neues Phänomen, ausgelöst etwa durch härtere Trainings- und Spielmethoden. Aber durch die moderne Medizin ist ihr Nachweis heute leichter als in früheren Zeiten. Die Diagnose einer Schambeinentzündung war noch vor wenigen Jahren sehr schwierig.

Das Statistische Bundesamt gibt die Zahl der aktiven Fußballer für Deutschland mit 6.756.562 an, d.h. nahezu jeder zehnte Deutsche spielt Fußball, etwa ein Sechstel davon sind inzwischen Frauen. Eine Leistenverletzung trifft aber bei Leibe nicht nur den Profifußballer, der sechs Mal in der Woche trainiert, auch im Breitensport gehört sie zu den häufigsten Verletzungen. Etwa jeder fünfte Fußballer hat im Laufe seiner sportlichen Karriere mindestens einmal mit hartnäckigen Leistenschmerzen zu kämpfen.

Verletzungen nehmen auch deshalb zu, weil Sport in unserer am Freizeitideal orientierten Welt ein wichtiger Faktor der Selbstverwirklichung geworden ist. Etwa 70 Prozent der über 14 jährigen Deutschen geben an, gelegentlich oder regelmäßig Sport zu treiben. Von den bis 25-jährigen gehen knapp 40 Prozent etwa zwei bis drei Mal in der Woche sportlichen Aktivitäten nach. Weil sie gesund und fit bleiben wollen, weil Sport sie in die Lage versetzt, aktiv und selbstbestimmt Stress abzubauen. Was aber passiert, wenn der Sport selbst krank macht? Wie ändert sich das eigene Leben ohne die Möglichkeit, Sport zu treiben? Wie beeinflusst der seelische Stress einer solchen Erkrankung den Verlauf der Genesung?

Während die Fans, häufig selbst Sportler, die Genesung ihrer Stars beobachten, fragen sie sich bei eigenen Verletzungen oft: Wieso dauert bei ihnen die Suche nach der Ursache und die Behandlung oftmals so viel länger? Haben die Profisportler andere medizinische Möglichkeiten? Kommen sie wohlmöglich in den Genuss einer moderneren, leistungsfähigeren Medizin, die dem Durchschnittsmenschen verschlossen bleibt? Die Antwort darauf ist nicht so einfach. Sicherlich wird bei verletzten Profisportlern intensiver und mit erhöhtem Druck nach den Ursachen der Beschwerden gesucht. Auch die Therapie findet üblicherweise in Referenzkrankenhäusern und entsprechenden Praxen statt. Außerdem sind Profis auch nach einer Operation, entsprechend der hohen wirtschaftlichen Bedeutung für ihren Verein, stets von einem hochprofessionellen Netz von Aufbautrainern, Sportwissenschaftlern und Physiotherapeuten umgeben. Aber selbst Profisportler können nur den aktuellen Stand des medizinischen Wissens abrufen, der im Prinzip auch jedem anderen Freizeitsportler zugänglich ist. Allerdings gibt es einen wesentlichen Unterschied: Die Informationssuche wird dem Profisportler von den verantwortlichen Vereinsärzten, Managern oder Beratern abgenommen. Der Freizeitsportler muss sich selbst informieren.

Ich möchte Sie mit diesem Buch auf eine Reise mitnehmen. Sie müssen dabei keine Strapazen ertragen oder ein Flugticket kaufen. Das Reiseziel, das ich Ihnen vorschlage, ist nicht weit entfernt. Es liegt in ihrer unmittelbaren Reichweite, sozusagen buchstäblich in Ihrer Mitte: Ich spreche von Ihrer Leiste. Vielleicht werden Sie sagen, dieser Ort beschäftigt Sie ohnehin viel zu sehr. Wieso sollten Sie dort freiwillig verweilen? Im Grunde wollen Sie ja nur weg von dort. Dieses Buch möchte Ihnen aber zu einer möglichst reibungslosen Rückreise verhelfen. Mit seinem Wissen werden Sie diesen Ort entspannter betrachten. Er wird seinen Schrecken für Sie verlieren. Und Sie werden wissen, was Sie tun müssen, um sich wieder mit ihm auszusöhnen und zu gesunden.

Wir arbeiten inzwischen seit 15 Jahren mit nationalen und internationalen Profisportlern zusammen, die unter Leistenschmerzen leiden. Eine große Anzahl unserer Patienten betreibt sogenannte Kontaktsportarten: Fußball, Handball, Basketball und Eishockey. Aber es zählen auch Läufer dazu, die vor allem dann über Leistenschmerzen klagen, so mein Eindruck, wenn ihre wöchentliche Lauf-Strecke mehr als 60 Kilometer beträgt. Ziel dieses Buches ist es, dem ambitionierten Freizeitsportler einen fundierten Überblick über Erkrankungen der Leistenregion zu geben. Vielleicht gelingt es, mit dem in diesem Buch vermittelten Wissen, Verletzungen vorzubeugen. Aber auch eine Sensibilität für scheinbar einfache Verletzungen zu entwickeln, die sich oft als schwieriger und anhaltender erweisen als zunächst vermutet. Mit diesem Basiswissen wird der Sportler besser in der Lage sein, die eigenen Beschwerden einzuschätzen und im Zweifelsfall schneller und beharrlicher eine adäquate Diagnostik und Therapie einzufordern. Dieses Buch soll es Ihnen ermöglichen, die Arbeit Ihres Arztes oder Therapeuten besser einordnen zu können. Nach der Lektüre werden Sie möglicherweise besser wissen, bei wem Sie in guten Händen sind. Und bei wem eher nicht.

Ich möchte mit diesem Buch aber auch einen Beitrag zu mehr Verständnis auf beiden Seiten – der des Arztes und der des Patienten – leisten, indem ich versuche, einen Überblick über die verschiedenen Ursachen des Leistenschmerzes zu geben. Dies wird, so hoffe ich, auch erklären helfen, warum es manchmal für Kollegen, die mit dem Problem des Leistenschmerzes eher selten zu tun haben, so schwierig ist, die wirklichen Ursachen zu erkennen. Oft ist dies schwer verständlich für Patienten, die geprägt sind von der „Alles ist möglich"-Mentalität unserer Zeit, und diese Vorstellung auch auf die Medizin übertragen.

An einigen Stellen in diesem Buch werde ich zur Verdeutlichung kleine Krankengeschichten aus meinem Berufsalltag einflechten um das Problem des Leistenschmerzes und seiner Behandlungsversuche besser zu illustrieren. Aus Gründen der ärztlichen Schweigepflicht habe ich – sofern mir die Genehmigung der Patienten nicht vorlag – einige der Geschichten leicht verfremdet, so dass die konkreten Personen nicht mehr erkennbar sind.
Diese hoffentlich einprägsamen Fallbeispiele werden dem Leser zeigen, dass er mit seinen Beschwerden und Problemen nicht allein ist. Dass es ganz verschiedene Ursachen für seine Schmerzen geben kann, und es, wenn man nur intensiv genug nach den Ursachen sucht, meistens auch eine Lösung gibt. Ich danke an dieser Stelle den Patienten, die mich seit über 15 Jahren in meiner Praxis konsultieren und von denen ich dies alles lernen durfte.

# Prolog

*„Um dieses Ziel zu erreichen, gibt es viele Wege und keinen, alle sind gut und alle sind schlecht, man braucht Willen zur Konzentration, aber man muss sich auch vom Willen frei machen können."*

C. Magris

Als P. am Morgen des 16. April aufwachte, spürte er einen ziehenden Schmerz in beiden Oberschenkeln. Er erinnerte sich daran, dass er bereits am Nachmittag des Vortages, als er vom Fußballspiel nach Hause gekommen war, eine leichte Schwäche in der Oberschenkelmuskulatur bemerkt hatte. Eigentlich nichts Ungewöhnliches, er hatte schließlich 90 Minuten gespielt und war ununterbrochen auf dem tiefen, weichen Fußballplatz unterwegs gewesen. Niemand hatte ihn ernsthaft gefoult. Klar attackierten die Gegenspieler ihn besonders hart, schließlich war er der wichtigste Stürmer der Mannschaft und hatte die meisten Tore in der laufenden Saison erzielt. Auch in diesem Spiel hatte er das entscheidende Tor geschossen. Der zu Beginn der Saison von keinem ernsthaft erwartete Aufstieg in die 2. Bundesliga war mit diesem Sieg in greifbare Nähe gerückt.

P. dachte an die 76. Spielminute, daran, wie er den Ball von rechts aus mehr als 20 Metern in das lange Eck gezirkelt hatte. Wann hatte er in den letzten Jahren so viel Glück gehabt? Nach dem Spiel hatte ihn der Trainer ausdrücklich gelobt. Und am Abend hatte ihn sogar der Manager angerufen: Der Club wollte den Vertrag verlängern, sein Gehalt erhöhen und langfristig mit ihm planen. Die Welt war für P. in Ordnung. Endlich würde er einen gut dotierten Vertrag bekommen und das machen können, was er immer machen wollte: Fußball spielen.

Sein Trainingszustand war sehr gut. Der Laktattest im Trainingslager hatte es noch einmal bestätigt. In den fast 15 Jahren, in denen er jetzt Fußball spielte, hatte er sich noch nie eine ernsthafte Verletzung zugezogen, abgesehen von ein paar unbedeutenden Prellungen. Noch müde döste er wieder ein und kam im Halbschlaf zu der Überzeugung, dass er sich vermutlich einfach verlegen hatte. Die

Schmerzen würden sicherlich vergehen.

Als er später an diesem Morgen aufstand, war er auf einmal nicht mehr so sicher: Machte er etwas größere Schritte, zog es sofort messerstichartig in den Oberschenkel, genau dort, wo die Muskeln am Beckenknochen ansetzen. Er konnte die Stelle präzise tasten. Der Schmerz ging von einem Punkt aus, an dem er die Sehne des Adduktorenmuskels unter der Haut spüren konnte. Von dort strahlte er in die Leiste und in den Oberschenkel aus. Verkleinerte P. die Schrittlänge, wurde es sofort besser. Auf dem Rückweg ins Schlafzimmer machte er extra einige große Schritte, spürte aber sofort das unangenehme Ziehen in beiden Oberschenkeln.

Er setzte sich auf die Bettkante, legte seine Faust zwischen die Knie und presste die Oberschenkel zusammen. Sofort kehrte der stark stechende Schmerz zurück. Auch schien es ihm, als könne er nicht mehr ausreichend Kraft im Oberschenkel aufbauen. Er nahm eine Schmerztablette, massierte seinen Oberschenkel mit Voltaren-Salbe ein und legte sich ein wenig beunruhigt wieder ins Bett. Als P. drei Stunden später aufstand und, wie immer nach einem Spieltag, zum Joggen ging, spürte er nur noch einen leichtes Ziehen und am Montagmorgen, als er das Trainingsgelände des Vereins betrat, waren seine Schmerzen vergessen.

Am Nachmittag, kurz vor der zweiten Trainingseinheit waren sie wieder da: Diesmal reichte das unangenehme Ziehen sogar bis in die Bauchmuskulatur. Sobald er nieste oder hustete, traten die stechenden Schmerzen auf. Auf dem Weg nach Hause war er, als er aus dem Auto ausstieg, mit dem Fuß auf dem Bordstein weggerutscht. Der Schmerz trieb ihm die Tränen in die Augen. Es war, als hätte ihm jemand ein Messer in den Oberschenkel gestoßen. Am nächsten Tag saß er in der Allgemeinmedizinischen Praxis von Dr. S., der den Verein seit vielen Jahren medizinisch betreute. S., früher selbst Fußballer, inzwischen Mitte Fünfzig, war ein erfahrener Sportmediziner, den nichts aus der Fassung bringen konnte. Er wusste eigentlich immer Rat, und nur selten brauchte er die Hilfe eines Kollegen. Niemand erinnerte sich an einen ernsthaften Fehler, der ihm bei der Betreuung eines Fußballers unterlaufen wäre. Die Spieler vertrauten ihm.

Er untersuchte P., machte einige Muskeltests mit ihm, fragte nach den Schmerzen, und während P. sich wieder anzog, sagte er:
„Eine harmlose Adduktorenreizung. Du spielst zu viel!"
P. schwieg und zog sich weiter an. S. fragte ihn: „Hast du schon was gegen die Schmerzen genommen?" P. nickte.
„Voltaren." „ Zwei Mal", schob er nach einigen Sekunden nach. „Ich gebe dir Diclo 75. Die nimmst du zweimal am Tag. Werden dir helfen. Und dann gehst du noch zur Physio!
Wird schon wieder, zwei Wochen Pause werden dir gut tun. Die Mannschaft wird es auch ohne dich schaffen!"
Deutlich ruhiger verließ P. die Praxis.

Nach zwei Wochen erlaubte ihm Dr. S. wieder zu laufen.
Aber bereits nach 500 Metern musste er abbrechen – dieselben Beschwerden wie zuvor. Auch sein Physiotherapeut der bisher immer eine Erklärung parat hatte, schien ihm ein wenig ratlos. Der Schmerz verging nicht, er wurde zu seinem ständigen Begleiter. Bald schon konnte P. an nichts anderes mehr denken. Ein kleiner grinsender Teufel, der ihm mit seinem Dreizack in den Oberschenkel stach.

Nach zwei Wochen ging er zu Dr. S., der ihn erneut untersuchte. Er sah P. ein wenig besorgt an, sagte aber dann: „So eine Muskelzerrung kann auch mal vier Wochen dauern. Ich schlage vor, wir beginnen mit einer Spritzentherapie und ändern die Medikamente noch einmal." P. legte sich auf die Liege und Dr. S. spritzte ihm nun wöchentlich ein entzündungshemmendes Medikament in den Ansatz der Adduktoren. Zusätzlich verschrieb er, zu den schon verordneten Schmerzmitteln, noch ein weiteres Medikament, ein „Naturheilmittel", wie er sich ausdrückte, gegen die Entzündung. Und zwei weitere Wochen Pause.
Als sich die Beschwerden trotz Physiotherapie, Spritzen und Schmerzmitteln nicht besserten, wurde nach sechs Wochen eine Magnetresonanztomographie (MRT) gemacht. Dr. S. nahm die Bilder aus der Röntgentüte und steckte sie an den Lichtkasten. Vor ihm erschienen kleine dunkle Quadrate mit Schnittbildern von P.s Becken. Auf zwei Bildern hatte der Radiologe zwei rote Pfeile geklebt, die mit ihrer Spitze auf einen weißen Fleck im Knochen zeigten. Dr. S. betrachtete das Bild und schwieg. Er ging näher an das Bild heran und murmelte: „Das erklärt alles!" Dann drehte er

sich zu P. um, schob seine Brille nach oben und sagte: „Du hast eine Schambeinentzündung. Da hilft nur Pause und warten!"

P. war verzweifelt. Zuhause am Computer googelte er den Begriff „Schambeinentzündung": 587 000 Treffer! P. schluckte. 587 000? Offenbar war er mit seinem Problem nicht allein. Doch was er an diesem Abend bis weit nach Mitternacht in den Internet-Foren las, verunsicherte ihn eher zusätzlich: Er glaubte jetzt zu wissen, dass er unter einer geheimnisvollen, offenbar schwer zu behandelnden Krankheit litt, die schon für viele Spieler das Karriere-Aus bedeutet hatte. Er machte sich Sorgen um sich und seine Mannschaft, die die nächsten vier Spiele hintereinander verloren hatte – von Aufstieg war keine Rede mehr. Wenig später rief auch noch sein Manager an und teilte ihm mit, dass seine Verletzung und die Ungewissheit seiner Rückkehr die Verpflichtung eines neuen gesunden Spielers erforderlich mache. P.s Vertrag, der keine zwei Monate zuvor verlängert werden sollte, wurde aufgelöst. P., der noch vor Kurzem von einer Profikarriere geträumt hatte, war nun vereinslos.

Nach drei Monaten erfolgloser Behandlung in der Praxis von Dr. S. wechselte er den Arzt und den Physiotherapeuten. Er ging zusätzlich zum Osteopathen und verbrachte den Sommer damit, die verschiedensten Fachärzte in seiner Region aufzusuchen: Orthopäden, Chirurgen, Sportärzte, Manualtherapeuten, Heilpraktiker und Spezialisten für Akupunktur. Aber niemand konnte ihm weiterhelfen.

In dieser Situation lernte ich P. kennen.

Eines Tages saß er, begleitet von seiner Freundin, in meiner Praxis: Ein freundlicher, blonder, junger Mann, der ein bisschen schüchtern wirkte und sich, wie ich fand, ein wenig zu oft bedankte. Es war nicht zu übersehen, dass er verzweifelt war. Seit frühester Jugend war er von seinen Trainern gefördert worden. In der 12. Klasse hatte er die Schule beendet, auf Anraten des Trainers und Spielerberaters – gegen den Widerstand seiner Eltern – auf das Abitur verzichtet, um fortan nur noch Fußball zu spielen. Er hatte alles auf eine Karte gesetzt und stand nun mit leeren Händen da. Kein Abitur, vereinslos und gequält von einer heimtückischen Erkrankung.

Seine Freunde hatte er im Fußballverein gefunden. Mit ihnen verbrachte er seine Freizeit. Jetzt, da er selbst nicht mehr Fußball spielen konnte, verlor er sie allmählich. Er ging nicht mehr zum Training oder ins Stadion. Selbst im Fernsehen schaute er nicht mehr Fußball. Es machte ihn traurig anderen beim Spielen zuzusehen. Die Krankheit, die ihn so plötzlich ereilt hatte, stürzte ihn in ein tiefes psychisches Loch, aus dem er sich nicht mehr allein befreien konnte. Nur die Rückkehr zum Fußball, seine Gesundung, würde aus ihm wieder denjenigen machen, der er einmal gewesen war.

Die Geschichte von P. zeigt die Vielschichtigkeit des Problems, mit dem wir uns hier befassen wollen. Immer wieder sagen mir Patienten, sie würden ihre Schambeinentzündung liebend gern gegen eine vermeintlich schwerere Verletzung tauschen, von der sie wenigstens wüssten, wie sie zu behandeln ist und wie lange die Behandlung dauert. Aber im Gegensatz zu einer Kreuzbandverletzung oder einem Unterschenkelbruch kann niemand genau sagen, wie lange eine Schambeinentzündung andauert. Diese Ungewissheit zermürbt die Patienten ebenso wie die Aussicht, lange Zeit keinen Sport treiben zu können, vielleicht sogar ganz darauf verzichten zu müssen. Neben den körperlichen Beschwerden kommen Verzweiflung, zunehmende Isolation und depressive Stimmungen hinzu, die eine Heilung erschweren.
Die Sportler sind oft ängstlich auf ihre Beschwerden fixiert, beim kleinsten Behandlungs-Rückschlag verunsichert, brechen die Therapie oft auch zu früh ab; wechseln permanent den Arzt, auf der Suche nach einem Spezialisten, der sie endlich erlösen möge.

Aber auch für den Sportmediziner ist eine Schambeinentzündung eine besondere Herausforderung.
Die Ungewissheit über die Dauer der Erkrankung, die schwierige, oft regelrecht detektivische Suche nach den Ursachen, die Ungeduld der Patienten, der Druck durch die Verantwortlichen der Vereine und häufige Rückschläge bei der Therapie: Wenn ein Arzt die Krankheit aussuchen könnte, die er zu behandeln hat, er würde sicherlich nicht die Schambeinentzündung wählen.
Nachdem ich P. lange untersucht hatte, erklärte ich ihm die Situation aus meiner Sicht: Wir würden etwa eine Woche für zusätzliche Untersuchungen benötigen. Ich erklärte P., dass die Schambeinentzündung nur selten die eigentliche Diagnose für die

Beschwerden ist. Oftmals verbirgt sich hinter der im MRT gefundenen Wasseransammlung im Schambeinknochen eine andere Erkrankung, die dieses Ödem auslöst. P. mietete sich mit seiner Freundin in einem Hotel ein und kam noch dreimal in dieser Woche in meine Praxis. Ich röntgte sein Becken und die Hüftgelenke, schickte ihn nochmals zur MRT, dann zu einem der Praxis angeschlossenen Physiotherapeuten und versuchte die Ursache seiner Schmerzen durch lokale Spritzen einzugrenzen. Nach einer Woche wusste ich mit ziemlicher Sicherheit worin P.s Problem bestand. Besser gesagt, worin seine Probleme bestanden.

Ja, er würde wieder schmerzfrei werden und Fußball spielen, sagte ich ihm. Wir sprachen fast eine Stunde darüber und dann begann P.s langer Weg zurück zum Sport.
Bei etwa der Hälfte aller Patienten mit Leisten- oder Adduktorenschmerzen finden sich sogenannte Doppelpathologien, d.h. es lassen sich mindestens zwei, manchmal sogar drei verschiedene Störungen finden, die parallel die Schmerzen auslösen. Ihre Aufdeckung ist oft nicht leicht. Noch viel schwieriger ist es allerdings, eine effektive Therapie einzuleiten. Dem Patienten geht es nach meiner Erfahrung meist darum, so schnell wie möglich wieder gesund zu werden – nachdem er bereits so lange krank war. Diese Erwartungen muss ich oft vorsichtig korrigieren: Zwar kann man theoretisch alles zugleich behandeln, aber die Erfahrung zeigt, dass dies weder hilfreich ist, noch zu guten Ergebnissen führt. Außerdem spart es am Ende noch nicht einmal Zeit. Und der Patient wird verwirrt, weil er aus mangelndem medizinischen Verständnis, das trotz eigener Internetrecherchen eben doch nicht ausreicht, die oft sehr komplexen Zusammenhänge nicht erfassen kann. Es ist deshalb notwendig, dass der behandelnde Arzt sich Zeit nimmt, um die Befunde mit einfachen Worten zu erklären; den Patienten bei der Behandlung Schritt für Schritt an die Hand nimmt.

P. wurde in den folgenden sechs Monaten zwei Mal operiert. Im Anschluss an die Leistenoperation musste noch eine chronische Veränderung am Hüftgelenk beseitigt werden – ein sogenanntes Impingmentsymdrom, ausgelöst vermutlich durch intensives Fußballtraining in seiner frühen Jugend. Nach dieser zweiten Operation sah ich P. an Unterarmstützen laufend noch einmal in meiner Praxis.

Ich verabschiedete ihn in die Reha. Als er sich nach vier Wochen wieder vorstellte, war er im Alltag fast beschwerdefrei. Der Beginn der Belastung nach fast acht Wochen gestaltete sich dennoch schwierig. Immer wieder traten leichte Adduktorenprobleme auf und warfen ihn, oder sollte ich sagen, uns, zurück. Schließlich verschwanden auch diese muskulären Restprobleme – dank eines engagierten und klugen Physiotherapeuten.

P. ist ein Beispiel für eine gelungene Behandlung. Aber es gibt auch andere Patienten. Patienten bei denen ich zunächst überzeugt bin, helfen zu können und es am Ende dann doch nicht kann. Die Beschwerden lassen trotz intensiver Behandlung und moderner Therapie nicht nach, eine Operation führt nicht zum gewünschten Erfolg.

# 1. KAPITEL

# DIE LEISTE: WAS IST DAS EIGENTLICH?

*„Das Heilen beruht oftmals auf der Beseitigung des jeweiligen Grundes, niemals aber in der Beseitigung der Symptome. "*

*Van Helmont*

Immer wieder klagen Patienten in meiner Praxis über Leistenschmerzen. Dies ist zunächst einmal nichts Ungewöhnliches für eine sportchirurgische Praxis, die sich seit Jahren mit dem chronischen Leistenschmerz beschäftigt. Ungewöhnlich ist dabei allerdings oft, welche Körperregion die Patienten für die Leiste halten. Die Annahmen darüber, was die Leiste ist, reichen hierbei über die ganze Region des Unterbauchs, das Schambein bis zum Oberschenkel. Nur die wenigsten Patienten haben einen präzise Vorstellung darüber, wo die Leistenregion wirklich ist.

Dies bringt uns neben einem Problem der anatomischen Vorstellungskraft schon zum zweiten Problem: Dem der Schmerzausstrahlung. Nicht jeder tatsächliche Leistenschmerz hat seine Ursache nämlich auch in einer Erkrankung der Leiste. Umgekehrt gibt es Erkrankungen außerhalb der Leistenregion, die mit ihren Schmerzen dorthin ausstrahlen.
Da es tatsächlich ein wenig schwierig ist, die Besonderheiten dieser Region zu verstehen, habe ich einige schematische Zeichnungen eingefügt, die das Verständnis erleichtern sollen. Wem dies dennoch zu mühsam ist, überblättert am besten diesen kurzen Abschnitt und merkt sich nur das im Textkasten Hervorgehobene.

Der anatomischen, sei eine kurze sprachgeschichtliche Erklärung zur Leistenregion vorangestellt. Das Wort Leiste, so steht es im etymologischen Wörterbuch, bezeichnet im Deutschen einen Rand, einen Saum oder eine Latte. Es entstand vor dem 10. Jahrhundert, im Mittelhochdeutschen als liste und im Althochdeutschen als lista, die genaue Herkunft des Wortes ist allerdings unklar.
In der Medizin versteht man unter der Leiste den Übergang des Rumpfes zum Schenkel, also den Rand oder den Saum zwischen

Rumpf und Oberschenkel. Die Leiste ist eine Grenz- und Übergangsregion – durchzogen von Nerven und Blutgefäßen vom Rumpf zum Bein. Sie ist eine Transitregion und aus sportmedizinischer Sicht auch deshalb interessant, weil sie einer hohen dynamischen Belastung ausgesetzt ist.

Im Gegensatz zur landläufigen Annahme ist die Leistenregion tatsächlich eine sehr eng begrenzte Region der unteren Bauchwand (Abbildung 1), deren obere Grenze durch die Verbindungslinie der beiden Darmbeinkämme gebildet wird. Die schräge Verbindungslinie zwischen den beiden Darmbeinkämmen zum Schambeinhöcker bildet die untere Begrenzung. Wir haben es also auf beiden Seiten des Unterbauchs mit einer dreieckigen Fläche zu tun, die relativ eng umschrieben ist. Sie hat, wenn man das so sagen darf, damit in etwa die Größe einer sehr engen Bikinihose.

Was diese Region so besonders macht, ist ihr anatomischer Aufbau, der auf den ersten Blick etwas kompliziert erscheint.
Das hat entwicklungsgeschichtliche Gründe: Beim Mann kommt es nach der Geburt zu einer wesentlichen Veränderung der Leistenregion und der mit ihr in Verbindung stehenden anatomischen Strukturen. Der Hoden der Männer, der auf Höhe der Nieren entsteht, muss durch die Bauchdecke in den Hodensack wandern. Dies geschieht unmittelbar nach der Geburt. Der aus der Bauchdecke in den Hodensack wandernde Hoden passiert dabei schräg die Leistenregion, wie ein sich senkender Anker bei starker Strömung, der seine Ankerkette, den Samenstrang mit den Nerven und Blutgefäßen mit sich zieht. In der Leistenregion befindet sich von nun an die Durchtrittsstelle des Samenstrangs beim Mann und des Mutterbandes bei der Frau. Durch diese beiden Gebilde entstehen zwei natürliche anatomische Schwachstellen in der Bauchdecke, die als innerer (nicht tastbarer) und äußerer (tastbarer) Leistenring bezeichnet werden. An diesen Stellen ist die Bauchdecke lediglich verklebt und neigt dazu, sich bei hoher Druckbelastung wieder zu öffnen. Mit dem inneren Leistenring wird die Eintrittsstelle des Hodens in die Bauchdecke, mit dem äußeren seine Austrittsstelle bezeichnet. Genau dort entstehen die Leistenbrüche.

Zusätzlich strahlen in dieser Region die queren in die geraden Bauchmuskeln ein. Am untersten Punkt dieser Einstrahlung, direkt auf dem äußeren Leistenring, findet sich eine muskelfreie Region, das so genannte „Hesselbachsche Dreieck", in dem die medialen (erworbenen/ direkten) Leistenbrüche entstehen. Die lateralen (angeborenen/ indirekten) Leistenbrüche treten am inneren Leistenring in die Leistenregion ein. Zwischen den Leisten liegt die Schamgegend (Regio pubica), unterhalb der Leistenregion beginnt anatomisch das Bein. Innenseitig finden sich dort die Ansätze der Adduktorenmuskulatur und vorn, im Bereich des Beins, die oberflächliche und tiefe Hüftbeugemuskulatur. Darunter liegt das Hüftgelenk.

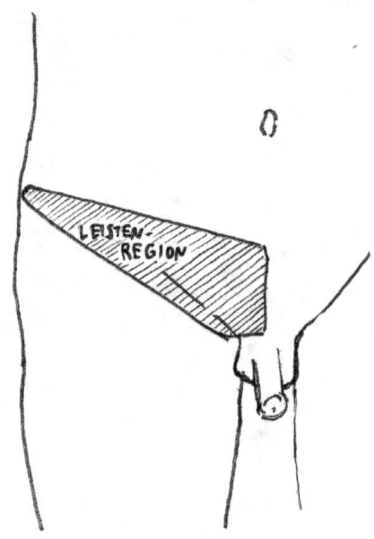

Abb. 1 Die Leistenregion

---

**Merke** Die Leistenregion ist eine kleine dreieckige Region zwischen Schambein und seitlichem Darmbein oberhalb des Leistenbandes. Sie trennt den Rumpf vom Oberschenkel.

---

Die Funktion dieser Strukturen sei kurz erläutert.

Der Samenstrang enthält beim Mann die Blutgefäße für die Durchblutung des Hodens und den Samenleiter. Im Samenleiter wird der männlichen Samen vom Hoden zum Samenbläschen transportiert. Die Nerven der Leistenregion enthalten schmerzleitende Fasern und sogenannte sensible Nervenfasern, die für die Wahrnehmung der Haut der Leistenregion wichtig sind.

Die Adduktorenmuskulatur wird für das Heranziehen, die sogenannte Adduktion des Beins benötigt. Sie ist eine beim Fußballer überdurchschnittlich stark beanspruchte Muskelgruppe.

Die Hüftbeuger, die auf der Vorderseite des Oberschenkels liegen, beugen, wie der Name sagt, das Hüftgelenk und unterstützen zusätzlich als sogenannte Hilfsmuskeln auch das Heranziehen (Adduktion), Abspreizen (Abduktion) und das Drehen (Rotation) des Beines.

# 2. KAPITEL

# EIN AUSFLUG IN DIE VERGANGENHEIT: EINE KURZE GESCHICHTE DES LEISTENBRUCHS

*Wahre Lehrer zu haben ist ein großes Glück, jedoch auch ein Verdienst, da es die Fähigkeit voraussetzt, sie zu erkennen und ihre Hilfe anzunehmen.*

*C. Magris*

Eduardo Bassini wurde am 14. April 1844 in einem kleinen Dorf in der Nähe von Pavia im Norden Italiens als Sohn italienischer Bauern geboren. Niemand in seiner Familie erwartete, dass er einmal Arzt werden würde. Und doch wurde aus ihm ein Chirurg, der die operative Behandlung des Leistenbruchs revolutionieren sollte.

Bassini war bereits in der Schule durch seine außerordentliche Intelligenz aufgefallen, so dass er das städtische Gymnasium besuchen durfte und erfolgreich abschloss. Sein größter Wunsch war es, Medizin zu studieren, ein Studium, das im 19. Jahrhundert fast ausschließlich jenen vorbehalten war, deren Väter bereits Ärzte waren und eine gut gehende Privatpraxis betrieben, mit deren regelmäßigen Einnahmen sie ihre Kinder unterstützen konnten. Trotz immenser Schwierigkeiten ließ Bassini sich nicht von seinem Vorhaben abbringen. Im Alter von 22 Jahren hatte er sich seinen Traum erfüllt und die medizinische Promotion in der Tasche.

Das Jahr seines Studienabschlusses, 1866, war auch politisch eine brisante Zeit: Preußen kämpfte gegen Österreich um die Vorherrschaft im Deutschen Bund. Italien gehörte zu den Verbündeten Preußens. Garibaldi, der große italienische Revolutionär, kämpfte bereits seit vielen Jahren vergeblich gegen die königlichen Truppen – für eine freie italienische Republik. 23 jährig schloss sich Bassini Garibaldis Truppen an – eine Entscheidung, die sein ganzes weiteres Leben prägen sollte.

Ende 1867, ein Jahr nachdem der preußisch-österreichische Krieg bereits beendet war, wurde Garibaldi von den Truppen des Papstes bei Mentana vernichtend geschlagen. Durch einen Bajonettstich erlitt Bassini in dieser Schlacht eine lebensbedrohliche Leistenverletzung und geriet in Gefangenschaft. Zu jener Zeit, in der Antibiotika unbekannt waren, endete eine solche Verletzung der Leiste und des Darms fast immer tödlich. Sie zu überleben, grenzte an ein Wunder. Bassini hatte unvorstellbares Glück. Trotz hohen Fiebers bekam er keine Bauchfellentzündung, die damals fast automatisch den Tod bedeutet hätte. Auch die Entzündung der Stichwunde klang ab. Stattdessen behielt er ein anderes Andenken zurück: Eine röhrenförmige Verbindung zwischen dem Dickdarm und der Haut in der Leistenregion, eine sogenannte Kotfistel: Für einen 23 jährigen Mann nicht nur medizinisch, sondern auch menschlich betrachtet, eine Katastrophe. Wie sollte er mit dieser entstellenden Verletzung jemals eine Frau finden oder eine Familie gründen? Wie als Arzt arbeiten oder ein normales Leben führen? Nicht einmal die angesehensten Chirurgen jener Zeit waren in der Lage, eine solche Fistel zu heilen.

Aber Eduardo Bassini gab nicht auf. Wenn niemand anders ihm helfen konnte, würde er es selbst tun. Aus der Gefangenschaft entlassen, kehrte er nach Pavia zurück und wurde chirurgischer Assistent von Luigi Porta (1800-1875), dem damaligen Chef der chirurgischen Klinik in Pavia. Porta gehörte noch in die „alte" Zeit der Chirurgie, in der noch ohne Narkose und unter haarsträubenden hygienischen Bedingungen operiert wurde. In der die meisten Patienten während oder spätestens nach der Operation verstarben. In der Chirurgen noch „Wundärzte" hießen und Leistenbruchoperationen, für den überraschenden Fall, dass sie überlebt worden waren, rasch einen Wiederholungsbruch nach sich zogen. Kurzum, die Chirurgie steckte damals noch in den Kinderschuhen – weit entfernt von einer modernen Medizin, wie wir sie heute kennen.

Aber Luigi Porta hatte begriffen, dass eine neue Ära angebrochen war, eine Zeit großer Veränderungen, welche die Chirurgie aus ihrem Jahrhunderte währenden Dornröschen-Schlaf wecken sollte. 1844 hatte der Chemiker Horace Wells (1815-1848) bei einer Jahrmarktvorführung in Boston durch Zufall die anästhetische Nebenwirkung von Lachgas entdeckt, das wegen seiner berauschenden Wirkung zur Belustigung des Publikums eingesetzt wurde. Ein Mann war im Rausch schwer auf den Boden geschlagen, hatte sich eine heftig blutende Schienbeinwunde zugezogen, zeigte aber merkwürdigerweise nicht die geringste Schmerzempfindung. W.T.G. Morton (1819-1868) führte im Oktober 1846, ebenfalls in Boston, die erste Äthernarkose bei einem Patienten durch. 1867 legte Josef Lister (1827-1912) in England den ersten antiseptischen Verband mit Karbol an und leitete damit die keimfreie Ära in der Chirurgie ein.

Luigi Porta (1800-1875) schickte seinen begabten Assistenten auf eine Reise quer durch Europa. Bassini besuchte in Wien Theodor Billroth (1829-1894), den damals berühmtesten Chirurgen des Kontinents. Von dort fuhr er nach Berlin an die Charité, zu Bernhard von Langenbeck (1810-1887), dem Lehrer Billroths und Chefarzt der damals bedeutensten chirurgischen Klinik Europas. Hier wurde er Zeuge der neuesten operativen Behandlungsmethoden von Leistenbrüchen – ausgeführt vom für seine außerordentliche Geschicklichkeit bekannten Klinik-Chefarzt. Von Berlin reiste Bassini weiter nach München zu Johann Nepomuk Ritter von Nussbaum (1829-1890), dann weiter nach England zu Baron Lister, dem Vater der antiseptischen Chirurgie. Dessen neues Arbeitsverfahren hatte Tausenden von Menschen, die noch vor kurzem an schweren Wundinfektionen nach einer Operation gestorben waren, das Leben gerettet. Operationsschmerzen und Wundinfektionen, Jahrhunderte die übergroß erscheinenden Gegenspieler der Chirurgen, waren innerhalb von 20 Jahren praktisch überwunden worden.

1874 kehrte Eduardo Bassini, gerade 30 jährig, von seiner chirurgischen Grand Tour durch Europa nach Pavia zurück.

Aber gehen wir in der Geschichte des Leistenbruchs für einen Moment noch ein Stück weiter zurück. Operative Behandlungen des Leistenbruchs werden bereits aus der Antike berichtet. Im ägyptischen Papyrus Ebers ca. 1555 v. Chr. finden sich erste Aufzeichnungen zu Leistenbrucherkrankungen. Auch Hippokrates (460-375 v. Chr.) beschreibt Leistenbrüche und führt sie auf den übermäßigen Gebrauch von Brechmitteln zurück. Der erste, der über eine konservative Behandlung berichtet, ist Praxagoras von Kos, der das Zurückdrängen eines Bruches beschreibt, wie es in den nächsten 2000 Jahren gängige Praxis werden sollte.

Noch zu Zeiten Bassinis wurden ausschließlich „eingeklemmte" Leistenbrüche operiert, und auch nur dann, wenn der Versuch, die eingeklemmten Darmteile zurückzudrängen, vergeblich war und die Gefahr bestand, dass der Patient an diesem Bruch sterben würde. Im Jahr 1827, lange vor Bassinis Geburt, schrieb Sir Astley Cooper (1768-1841), Wundarzt des Königs von England und Chirurg am Guy's Hospital in London, über den Leistenbruch: „Keine Krankheit des menschlichen Körpers, welche in den Bereich des Wundarztes gehört, erfordert zu ihrer Behandlung mehr eine Vereinigung genauer anatomischer Kenntnisse mit operativer Geschicklichkeit, als der Bruch in allen seinen verschiedenen Arten. Diese Krankheit, deren erste Symptome schon das Ende des Lebens herbeizuführen scheinen, kommt zu Zeiten und unter Umständen vor, in welchen es selten möglich ist, die Erfahrung anderer Ärzte zu Rathe zu ziehen; sie fordert von dem Wundarzte rasche Entschließung und entschlossenes Handeln. Genaue anatomische Kenntnis ist meistens schon nöthig, um nur die Gegenwart der Krankheit noch zu einer Zeit zu entdecken, in welcher das mildere Verfahren einer Reduktion des Bruchs noch ausführbar ist. Noch nöthiger aber ist eine Vereinigung anatomischer Kenntnisse mit manueller Gewandtheit dann, wenn das Messer das einzige Mittel bleibt, das Leben des Kranken zu retten."

Bisher hatten es selbst so berühmte Chirurgen wie Bernhard von Langenbeck vermieden, den Leistenkanal zu öffnen. Sie fürchteten die Verletzung des Bauchfells und deren Folgen und begnügten sich stattdessen damit, den äußeren Leistenring, also den Austrittspunkt des Bruches aus dem Leistenkanal, einzuengen. Doch diese Operationsmethode war unbefriedigend. Praktisch alle operierten Patienten mussten weiterhin ein Bruchband tragen und die Häufigkeit von Wiederholungsbrüchen betrug nahezu 100 Prozent.

Bis der bereits erwähnte Sohn eines italienischen Bauern die bisherigen Operationsmethoden auf den Kopf stellte: Mit seinem erworbenen Wissen zog sich Bassini nach seiner Tätigkeit in der Klinik in die Sektionssäle zurück und studierte an den Toten die komplexe Anatomie der Leistenregion. Wieder und wieder untersuchte er den Aufbau der Brüche, denn er ahnte, dass der Schlüssel einer befriedigenden chirurgischen Behandlung des Leistenbruchs in der Anatomie lag. Anders als seine chirurgischen Kollegen öffnete er als erster nicht nur den Leistenkanal – und rekonstruierte die Bauchdecke anatomisch korrekt – sondern auch die komplette Hinterwand der Bauchdecke. Mit dem neu gewonnenen anatomischen Wissen überredete er schließlich auch seinen Chefarzt Luigi Porta, ihm die Fistel zu operieren.

Die Operation gelang.

1884 begann Eduardo Bassini mit seiner neuen Methode, Leistenbrüche zu operieren. Jeden der 262 operierten Patienten beobachtete er im Hospital, dokumentierte den Verlauf der Heilung und untersuchte, ob die Brüche nach erfolgter Operation wiederkehrten. Erstmals war es durch diese Methode nicht mehr nötig, dass Patienten nach einer Operation weiterhin ein Bruchband tragen mussten, um einen Wiederholungsbruch zu verhindern. Im Gegensatz zu den seit Jahrhunderten praktizierten Verfahren waren seine Patienten offenbar geheilt. 1890 veröffentlichte er seine Ergebnisse in Langenbecks „Archiv für Chirurgie", der Zeitung also, die nach seinem ehemaligen, inzwischen verstorbenen Lehrer von der Charité benannt worden war.

Bassinis Methode der Leistenbruchbehandlung bildete die Grundlage der in den folgenden Jahrzehnten von anderen Chirurgen verfeinerten Operationsvarianten. 1944 entwickelte Edward Earle Shouldice (1890-1965) eine modifizierte Technik, die auf einer noch präziseren und damit stabileren Wiederherstellung der Bauchdecke beruht. 1964 stellte Irving Lester Lichtenstein (1920-2000), ein amerikanischer Chirurg, eine andere Methode vor: Getrieben von der Vorstellung eines einfachen Operationsverfahrens, das in örtlicher Betäubung durchgeführt werden konnte und dem Patienten nach einer Operation möglichst wenig Schmerzen bereitete, verschloss er den Defekt in der Bauchdecke mit einem auflösungsresistenten Kunststoffnetz.

In den 90er Jahren des letzten Jahrhunderts hielt die minimalinvasive Chirurgie Einzug in die Operationssäle. Sie verzichtete erstmals auf den bis dahin notwendigen Schnitt in der Leistengegend. Nachdem bereits die Ärzte seit frühesten Zeiten mit Geräten zunächst in die Körperöffnungen ihrer Patienten sahen, entwickelte sich daraus mit Beginn des 20. Jahrhunderts auch eine Operationstechnik. Zunächst zum Zweck der Diagnostik eingesetzt erfolgte 1933 die erste therapeutische Bauchspiegelung durch Carl Fervers. In Deutschland entfernte der Gynäkologe Kurt Semm (1927-2003) 1980 zum ersten

Mal einen Blinddarm nach dieser Methode, 1985 Erich Mühe (1938-2005) die Gallenblase. Kurze Zeit später begann man auch mit der Reparatur von Leistenbrüchen über einen minimalinvasiven Zugang.

Kleine, kosmetisch wenig entstellende Schnitte und erträgliche Schmerzen nach der Operation, verbunden mit einer schnelleren Wiederbelastbarkeit des Patienten, waren und sind die Vorteile dieses Verfahrens. Eine Vielzahl von Operationen wird heute auf diese Weise vorgenommen. Die Entwicklung auf diesem Gebiet schreitet weiter voran – schon versuchen die ersten Operateure durch die natürlichen Öffnungen des Körpers – Mund, Anus und Vagina – mittels endoskopisch eingeführter Instrumente zu operieren. Diese NOTES genannte Technik steckt noch in den Kinderschuhen, wird sich aber vermutlich einmal etablieren. Äußerlich sichtbare Narben werden bald bei einer Vielzahl von Operationen der Vergangenheit angehören.

In wieweit dies die operative Behandlung der Leistenbrüche beeinflussen wird, ist noch ungewiss.

## K.s Krankengeschichte: Leistenschmerz und Leistenerkrankung – zwei Seiten eines Problems

K. verdanke ich eine der wichtigsten Erkenntnisse meiner sportchirurgischen Tätigkeit: Frei nach Oskar Wilde ist die klare und einfache Wahrheit, selten klar und niemals einfach. Anfang Dezember 2005, während der Weihnachtseinkäufe mit meiner Frau, erhielt ich einen Anruf von einem Mannschaftsarzt, eines Bundesligisten, den ich schon seit einigen Jahren kannte. Ein Fußballspieler seiner Mannschaft hatte plötzlich unklare Leistenschmerzen entwickelt.

Was war passiert?

Ich sehe noch heute die Bilder im Fernsehen, die die Fußballer beim abschließenden Training zeigen; Spieler, die einen kurzen Sprint zwischen aufgestellten Kegeln absolvieren. Einer nach dem anderen läuft die Trainingsstrecke ab, während unter diesen Bildern die Nachricht eingeblendet wird, K. habe sich im Abschlusstraining vor dem Europa League-Spiel verletzt.

Er hatte starke Schmerzen in der rechten Leiste. Zum damaligen Zeitpunkt war es K. gerade gelungen deutscher Fußballnationalspieler zu werden. Die Weltmeisterschaft in Deutschland stand vor der Tür. Der „Kicker" hatte ihn, wenn ich mich recht erinnere, zu einem der besten Spieler der vergangenen Bundesligasaison gekürt. Am nächsten Tag nahm K. auf der Untersuchungsliege in meiner Praxis Platz. In der Ultraschalluntersuchung zeigte sich eine sogenannte weiche Leiste, die besagte Gewebeschwäche in der Leistengegend. Zufrieden, etwas gefunden zu haben, was seine Beschwerden erklärte, aber nicht endgültig überzeugt, veranlasste ich noch eine MRT-Untersuchung des Beckens. Er fuhr ins Röntgeninstitut und zwei Stunden später saß er wieder in der Praxis. Das Untersuchungsergebnis war auch für mich überraschend und machte eine Entscheidung darüber, was zu tun ist, nicht einfacher.

Ich hatte bis zu jenem Tag schon viele Fußballer untersucht, behandelt und schließlich auch operiert, mir aber, wie ich zugeben muss, nur wenige Gedanken darüber gemacht, dass verschiedene Erkrankungen zu einem ähnlichen oder sogar gleichen Beschwerdebild führen können. Erst jetzt, als K. mir mit seinen MRT-Bildern des Beckens gegenüber saß, wurde mir schlagartig bewusst, dass ein Leistenschmerz nicht immer gleichbedeutend mit einer Leistenerkrankung sein muss, und dass es sehr schwierig sein kann, sich für eine Therapie zu entscheiden – insbesondere dann, wenn wie im Fall von K. ganz verschiedene Erkrankungen vorliegen. Besonders heikel ist dies natürlich dann, wenn die verschiedenen Erkrankungen völlig unterschiedliche Therapien verlangen.

Wir sahen uns gemeinsam die MRT-Bilder an, auf denen sich eine Verletzung des M. iliopsoas zeigte. Dieser Muskel ist einer der wichtigsten Hüftbeugemuskeln und durchzieht die Leiste bis zum Oberschenkel. Er bildet damit gewissermaßen das Fundament, oder wie wir sagen, die tiefere Schicht der Leiste. Eine Verletzung dieses Muskels musste zweifelsohne zu Schmerzen in der Leistenregion führen. Das auslösende Ereignis, das zum Abbruch des Trainings geführt hatte, war ein kurzer, schneller Ausfallschritt nach rechts gewesen.

Was war zu tun? Sollte er an der Leiste operiert werden, weil in der Ultraschalluntersuchung eine weiche Leiste gefunden worden war, oder sollte man besser etwas abwarten, die Muskelverletzung ausheilen lassen und schauen, ob nach erneuter Belastung weiterhin Schmerzen bestanden? Die Weltmeisterschaft stand vor der Tür und die Zeit, die uns blieb, um K. eine Chance auf die Teilnahme an diesem Turnier zu wahren, war begrenzt: Wir hatten keine fünf Monate.

Da die Verletzung des M. iliopsoas einen etwa sechswöchigen Trainingsausfall bedeutete, eine Operation an der Leiste, aber schon nach vier Wochen eine volle Belastung ermöglicht, entschlossen wir uns zum operativen Eingriff. Wir nutzten, wenn man so will, die Gunst der Stunde und operierten K.s weiche Leiste. Sechs Wochen nach dieser Operation, so unsere Überlegung, wäre die Muskelverletzung ebenfalls ausgeheilt und er könnte, vorausgesetzt es gab keine Komplikationen, wieder seine alte Leistung bringen. Am nächsten Tag erfolgte die Operation. Er blieb eine Nacht in Berlin und fuhr dann wieder zurück in seinen Heimatort, um die Rehabilitation zu absolvieren.

Ende Januar hatte er keine Leistenschmerzen mehr und stand zum Beginn der Rückrunde seiner Mannschaft zur Verfügung. In dieser Saison 2005/2006 kam K. noch auf 31 Einsätze bei seinem Verein und schoss als defensiver Mittelfeldspieler zwölf Tore. Eine ungewöhnlich gute Leistung, die ihn nachdrücklich für die Nationalmannschaft empfahl. Aber nicht nur sportliche Leistungen oder kluge medizinische Entscheidungen sind für den Erfolg eines Fußballers verantwortlich. Er braucht auch ein wenig Glück, dass K. in diesem Jahr zu fehlen schien.
Bereits nominiert, verletzte er sich bei einem Trainingsspiel kurz vor der Weltmeisterschaft erneut schwer und konnte so nicht an diesem Turnier teilnehmen. Wie wir alle, nur unendlich trauriger, nicht aktiv am Sommermärchen 2006 teilgenommen zu haben, wird auch er vor dem Fernsehapparat gesessen haben und die dramatischen Ereignisse im Viertelfinale gegen Argentinien und schließlich das deutsche Aus gegen Italien verfolgt haben.

# 3. KAPITEL

# DIE LEISTE IN DER SPORTMEDIZIN

*Medizin ist die Verknüpfung des Wissens um das Sichtbare mit dem Wissen um das Unsichtbare.*

*Paul U. Unschuld, Was ist Medizin?*

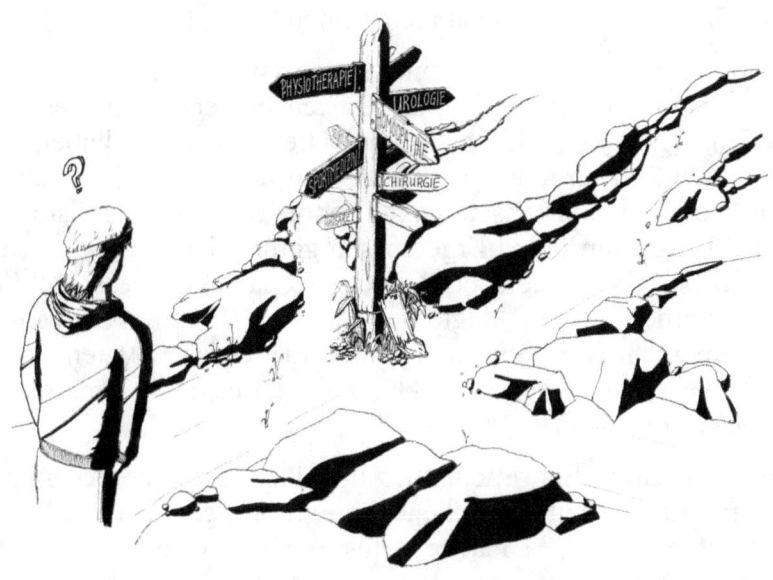

Abb. 2  Welcher Weg führt zum Ziel?

Wie an früherer Stelle bereits ausgeführt, war es die Änderung unserer Lebensweise, der Gewinn an Freizeit, der zu erhöhter sportlicher Aktivität weiter Teile der Bevölkerung führte. Damit verbunden nahm die Zahl von Sportverletzungen kontinuierlich zu. Parallel mit dieser Entwicklung begannen Mediziner, sich flächendeckend um diese neuen Patienten (Abb.2) zu kümmern. Sportler und ihre Beschwerden traten in den Fokus der Medizin. Sportmediziner widmeten sich dem Leistenschmerz. Dabei hat es bei der Diagnostik des Leistenschmerzes in den letzten zwanzig Jahren erhebliche Fortschritte gegeben. Gegenwärtig existieren verschiedene Theorien, die zu erklären versuchen, warum Leistenschmerzen insbesondere bei Fußballern mit so großer

Häufigkeit auftreten.

War man sich vor 20 Jahren sicher, dass ein Leistenschmerz nahezu immer Folge eines Leistenbruchs war, hat sich diese Auffassung in den letzten Jahren ein wenig geändert. Inzwischen weiß man, dass ein Leistenschmerz verschiedene Ursachen haben kann: Auslöser können Erkrankungen der benachbarten anatomische Strukturen – zum Beispiel der Hüftgelenke oder der Muskulatur des Oberschenkels – aber auch Reizungen der Schambeinfuge (Symphyse) sein. Das Problem ist also erheblich komplizierter, als ursprünglich von uns Ärzten angenommen.

Heute sind sich die Sportmediziner einig, dass nur ein relativ kleiner Teil der Sportler, die sich mit Leistenschmerzen in der Praxis vorstellen, auch wirklich einen Leistenbruch haben. Die vergangenen 20 Jahre haben auch gezeigt, dass die relativ häufigen Operationen bei Leistenschmerzen ohne sichtbaren Leistenbruch nicht zu den gewünschten Ergebnissen geführt haben. Patienten, die wegen eines Leistenbruchs oder einer sogenannten „weichen" Leiste operiert worden waren, klagten nach einer Operationen weiterhin über Schmerzen. Die unbefriedigenden Ergebnisse zeigten, dass als Ursache weder Leistenbruch noch „weiche Leiste" in Frage kamen. Was aber war es dann?

Konservativ tätige Sportmediziner und Physiotherapeuten machten auf einmal funktionelle, also behebbare, Störungen des Muskel- und Skelettsystems als Ursache aus. Sie nahmen an, dass Überlastungsreaktionen des Band- und Muskelsystems für die Schmerzen verantwortlich seien: Veränderungen im Bereich der Wirbelsäule, des Iliosakralgelenks, der Adduktoren und der Hüftbeuger. Deshalb begann man, diese gefundenen Veränderungen zu behandeln.

Rein physiotherapeutische Versuche führten in dem einen oder anderen Fall zwar zum Erfolg, aber viele Leser werden aus eigener Erfahrung wissen, wie langwierig, frustrierend und allzu oft auch erfolglos eine solche Behandlung sein kann. Auf der anderen Seite führte aber auch die vorbeugende (prophylaktische) Behandlung von vermeintlichen Schwachstellen, etwa im Rücken oder in den Adduktoren, nicht zu einem therapeutischen Durchbruch beim Leistenschmerz.

Von einer anderen, der orthopädischen Seite kam in den letzten

Jahren ein entscheidender Hinweis zu einer möglicherweise wichtigen Ursache des Leistenschmerzes, die zunächst nichts oder nur wenig mit den sportbedingten Leistenschmerzen zu tun zu haben schien: Lange verstanden Orthopäden und Unfallchirurgen nicht, weshalb auch einige noch relativ junge Menschen schon unter einer Arthrose des Hüftgelenks litten. In ihrer Vorstellungswelt handelt es sich bei der Arthrose um eine Erkrankung von alten Menschen. Gelegentliche Ausnahmen wurden als „sekundäre Arthrose" bezeichnet.

Immer wieder beobachtete man, dass schwere Hüftverletzungen, auch wenn sie korrekt behandelt wurden, bei den Betroffenen, zumeist jungen Menschen, zu einer vorzeitigen Abnutzung des Hüftgelenks, also einer Arthrose führten, die eine Hüftprothese notwendig machte. Aber es gab auch immer wieder Patienten, die in ihrer Krankengeschichte keine solche Verletzung angeben konnten und die dennoch bereits im frühen Erwachsenenalter schwerste Hüftgelenksveränderungen entwickelten. Die Ursache dafür wurde lange Zeit in einer nicht erkannten sogenannten Hüftdysplasie, also einer mangelnden Überdeckung des Hüftkopfes vermutet, für die man, wie so oft in solchen Fällen, genetische Faktoren verantwortlich machte.

Eine relativ neue, innovative Operationsmethode ist die Hüftarthroskopie. Dabei wird, wie bei der Kniespiegelung schon seit Jahren üblich, mit einer Miniatur-Kamera in das Hüftgelenk gesehen. Mit Hilfe kleiner Instrumente können so frühe Veränderungen und Verletzungen des Hüftgelenks behoben werden. Diese Operationsmethode hat unser Wissen über den Leistenschmerz erheblich erweitert. Jetzt kamen Patienten nicht länger erst in den späten Stadien ihrer Hüfterkrankung in die Praxen, immer mehr junge Sportler stellten sich nun auch in den Krankenhausambulanzen vor. Dort fanden Orthopäden, die eigentlich nichts mit dem Leistenschmerz zu tun hatten, heraus, dass viele ihrer Patienten mit Hüfterkrankungen interessanterweise nicht über Hüft-, sondern über Leistenschmerzen klagten. Eine Tatsache, die uns jahrelang verborgen geblieben war.

Und schließlich lieferten auch die Radiologen mit ihren immer präziser werdenden diagnostischen Methoden einen weiteren Baustein zum Verständnis des Leistenschmerzes: Mittels der MRT wurden bei Patienten mit Leistenschmerzen häufig auffällige

Veränderungen im Bereich des Schambeins entdeckt, die bis dahin nur als Infektionsfolge von großen urologischen oder gynäkologischen Bauchoperationen bekannt waren. Diese entzündlichen Veränderungen mit Wassereinlagerungen in den Schambeinknochen wurden schließlich als Entzündung des Schambeins gewertet. Die Bezeichnung lautet ein wenig unpräzise „Ostitis pubis": Eine Überlastungsreaktion, die auf die am Schambein ansetzende Muskulatur übergreifen und erhebliche, lang anhaltende Schmerzen verursachen kann.

# 4. KAPITEL

# DER LEISTENSCHMERZ – EIN ÜBERBLICK

*Es gibt genügend Hinweise, dass die Angehörigen mancher Kulturen den Schmerz gleichsam in sich hineinbeißen. In solchen Kulturen ist der Schmerz ein Gegner, dem man keinen Punktsieg zugestehen möchte. Man steckt ihn weg, wie einen Boxhieb.*
*Es gibt andere Kulturen, in denen ist es üblich, den Schmerz den Mitmenschen mitzuteilen und durch lautes Klagen Mitleid einzufordern.*

*Mark Zborowski, People in Pain*

Die Leistenverletzung ist eine der häufigsten Verletzungen beim Sportler, besonders unter Fußballern. Folgt man den Statistiken, so sind etwa 10 bis 20 Prozent aller Fußballer im Laufe ihrer Karriere von einem anhaltenden Leistenschmerz betroffen. 2010 veröffentlichte eine skandinavische Arbeitsgruppe um Engbretsen im renommierten „American Journal of Sports Medicine" eine Untersuchung zu Leistenverletzungen bei Sportlern. Danach liegt die Neuerkrankungsrate (Inzidenz) bei 0,6 Leistenverletzungen pro 1000 Spielstunden. Bei reinen Matchstunden steigt die Inzidenz sogar um den Faktor 1,8 an – die Verletzungsgefahr erhöht sich also bei Punktspielen um das Dreifache. Überträgt man dies auf einen Fußballkader mit 20 Spielern, die etwa 25 Spielstunden pro Woche absolvieren, haben wir es mit einer Neuerkrankungsrate von etwa zwei Leistenverletzungen pro Monat und Mannschaft zu tun.

Eine weitere Gruppe von Sportmedizinern um Paajanen untersuchte ein Jahr lang 613 Athleten und beschrieb 2011 die Häufigkeit von Leistenverletzungen in Abhängigkeit von der Sportart. Die Spitzenposition im Ranking der potentiellen Verletzungsgefahr belegt erwartungsgemäß die Kontaktsportart Fußball (9 Prozent). Der Schwimmsport liegt bei lediglich 2 Prozent, Laufsport bei 1,4 Prozent. Männer waren im Schnitt dreimal häufiger betroffen als Frauen. Ein chronisch anhaltender Leistenschmerz fand sich allerdings nur bei Fußballspielern – ein Hinweis auf die sportartspezifische Dauerbelastung.
Eine letzte Untersuchung soll das Bild abschließen:

2009 veröffentlichten Werner und Kollegen Untersuchungsdaten, die sie an 17 Fußballclubs erhoben hatten. In einem Untersuchungszeitraum von sieben Jahren stellten sie 628 Hüftverletzungen und Leistenverletzungen fest. Am häufigsten waren Verletzungen der Adduktoren und Hüftbeuger, die zu einer durchschnittlichen Ausfallzeit von 15 Tagen führten. 15 Prozent der verletzten Sportler erlitten danach eine erneute Verletzung. Die Untersuchung bestätigt, dass Leistenschmerzen ihre Ursache oft nicht in der Leiste selbst haben. Zunehmend geraten das Hüftgelenk und die beckenübergreifende Muskulatur in den Blickpunkt der Ärzte.

Nun ist es für einen Sportler oft nicht leicht, zwischen einer harmlosen Leistenzerrung und einem hartnäckigen Problem wie einer Schambeinentzündung, einer chronischen Adduktorenreizung oder einer Verletzung des Hüftgelenks zu unterscheiden. Aus diesem Grund haben wir in der Praxis eine Checkliste erarbeitet, die Ihnen helfen soll, zu entscheiden, wann Sie ärztliche Hilfe in Anspruch nehmen sollten. (Anhang Selbsttest)

Die meisten der genannten Krankheitsbilder gehen mit einem ähnlichen Beschwerdebild einher. Dieses sogenannte Leitsymptom ist der Leistenschmerz, genauer gesagt, der lange anhaltende Leistenschmerz. Dabei sind die Schmerzen entweder auf die Leiste begrenzt oder mit einem Schmerzfeld verbunden und strahlen von einem bestimmten Punkt der Leistenregion in eine andere Körperregion aus – zumeist den Oberschenkel oder den Unterbauch. Neben dem Schmerzort ist die Schmerzdauer von großer Bedeutung. Ein Schmerz, der länger als sechs Monate andauert, wird als chronisch bezeichnet.

Nun kennt jeder sportlich aktive Mensch Schmerzen nach sportlicher Belastung und sollte eigentlich ein Gefühl dafür haben, ob diese Schmerzen harmlos sind. Seltsamerweise versagt dieses Gefühl oft beim eher unterschätzten Leistenschmerz. Der Leistenschmerz, von dem wir hier sprechen, hält länger als drei Wochen an und verschwindet nicht allein durch eine Sportpause. Allerdings kommt es in Ruhe oft zu einem trügerischen Rückgang der Beschwerden, die mit der sportlichen Belastung jedoch wieder auftreten.
Der Schmerz wird in der Medizin als unangenehmes Gefühlserlebnis

beschrieben, das mit einer akuten oder potentiellen Gewebeschädigung verknüpft ist. Unterschieden werden dabei Oberflächen-, Tiefen-, neuropathischer und Eingeweideschmerz. Der durch eine Gewebeschädigung ausgelöste Reiz wird von Rezeptoren wahrgenommen und über Nervenfasern zum Rückenmark transportiert. Von dort wird er weiter geleitet zu den für die Schmerzwahrnehmung zuständigen Zentren im Gehirn. Dieser Prozess ist sehr kompliziert und bis heute nicht in allen Einzelheiten bekannt.

Wenn wir diese Schmerzdefinition auf den Leistenschmerz beziehen, so gibt es meiner Erfahrung nach mindestens vier Ebenen auf die sich der Schmerz auswirkt. Die erste ist die organische Ebene: Sie stellt die Ursache des Schmerzes dar, führt zu einer Einschränkung der Funktion und bedeutet für den Sportler, dass er den Sport nicht länger ausüben kann.

Hält der Schmerz längere Zeit an, führt dies, in Abhängigkeit vom Persönlichkeitstyp, auf der kognitiv-emotionalen Ebene zu einer getrübten Stimmungslage und einem angstbestimmten Verhalten – beides erschwert die Therapie zusätzlich.

Als Folge des Schmerzes ändern die Sportler in der Regel ihr Verhalten. Wechseln die Sportart oder versuchen ihre sportlichen Aktivitäten den Beschwerden anzupassen.

Darauf folgen häufig Veränderungen auf der sozialen Ebene.

Die durch den Schmerz ausgelösten Veränderungen des Verhaltens und der eigenen Schmerzwahrnehmung treten unterschiedlich intensiv bei jedem Patienten auf und sind abhängig von der Dauer und Intensität der Beschwerden.

Halten Schmerzen länger als sechs Monate an, sprechen wir von chronischen Schmerzen, die zur Verselbstständigung neigen. Eine rein funktionelle Ursache dieser Schmerzen ist unwahrscheinlich.

Die Ausführungen zur Schmerzentstehung führen uns nun zum nächsten Punkt, der sich nahezu logisch daraus ergibt.

Was ist für den Arzt wichtig an meiner Schmerzgeschichte, die über weite Strecken hin ja identisch mit der Krankengeschichte ist, sich aber auch immer wieder von ihr unterscheidet. So ist es möglich, dass eine Erkrankung, die zu den Schmerzen geführt hat, weiterhin besteht, ohne dass sie während einer gewissen Zeit Schmerzen auslöst. Dies geschieht häufig, wenn der Sportler die Belastungsintensität oder das Belastungsmuster ändert. In diesen Fällen nimmt der Sportler irrtümlich an, er sei bereits gesundet – bis er durch den weiteren Verlauf eines Besseren belehrt wird. Wir müssen uns die Krankengeschichte und die Schmerzgeschichte wie zwei Linien vorstellen, die sich immer wieder treffen oder kreuzen, eine Zeit lang sogar parallel verlaufen, um dann möglicherweise verschiedene Wege zu gehen.

Wie bereits angedeutet, ist es von entscheidender Bedeutung, den Patienten sehr genau zu seinen Schmerzen zu befragen.

1. Trat der Schmerz plötzlich auf oder entwickelte er sich langsam?
2. Welchen Charakter hat der Schmerz? Ist er stechend, dumpf, brennend, ziehend, pochend oder pulsierend? Stechende Schmerzen sind oft ein Hinweis auf ein traumatisches Ereignis wie eine Muskel- oder Sehnenverletzung. Schmerzen, die einen eher schleichenden Verlauf nehmen, verweisen häufig auf eine chronische Überlastung von Sehnen, Muskeln, Knochen oder auf eine Nervenreizung. Brennende Schmerzen sind eher ein Hinweis auf Nervenreizungen, während dumpfe, pulsierende Schmerzen den Verdacht auf ein entzündliches Geschehen lenken sollten. Ziehende und stechende Schmerzen haben dagegen oft muskuläre Ursachen.
3. Ist der Schmerz lokal begrenzt (Können Sie mit einem Finger hinzeigen?) oder strahlt er aus? Und wenn ja, wohin?

> **Merke** Die Ausstrahlung des Schmerzes ist oft ein guter Hinweis auf die Ursache des Schmerzes. Hodenschmerzen finden sich oft bei Leistenbrüchen.

4. Ist der Schmerz eher diffus und lässt sich nicht genau lokalisieren?

5. Tritt der Schmerz in Ruhe oder nur während der Belastung auf? Nimmt er während der Belastung zu oder sogar ab? Tritt er erst nach einer Belastung auf? Hat sich der Schmerzcharakter im Verlauf der Zeit geändert? Wie war der Schmerzcharakter anfangs? Wie ist er momentan?

Gekoppelt sind diese Fragen immer an den Versuch, die Schmerzintensität möglichst objektiv zu erfassen. Hilfreich dabei ist die visuelle Analogskala. Mit ihr gelingt es, den subjektiven Charakter des Schmerzes zu objektivieren, indem der Patient aufgefordert wird, seinen Schmerz auf einer Skala von 1 bis 10 einzuordnen. Hierbei steht 1 für keinen oder geringen Schmerz und 10 für den stärksten vorstellbaren Schmerz. Zur Verdeutlichung kann die visuelle Analogskala mit Gesichtern von „freundlich" bis „weinend" gekoppelt werden.

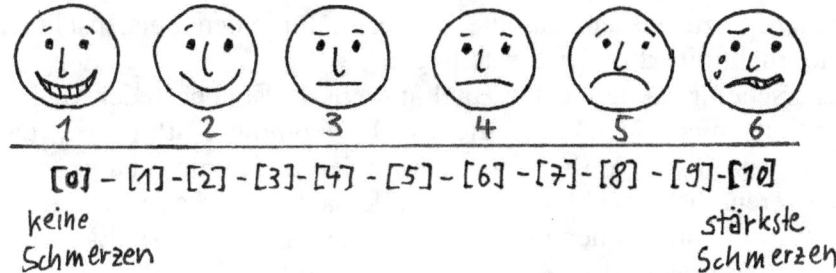

Abb. 3 Die visuelle Analogskala gibt dem Schmerz ein Gesicht

Es ist sehr hilfreich, die subjektiv empfundenen Schmerzen zu objektivieren. Dies ermöglicht es, über einen längeren Zeitraum die Schmerzentwicklung zu verfolgen.

Auch wenn die Intensität des Schmerzes kein sicheres Kriterium für die Schwere einer Verletzung ist, kann man sich durchaus daran orientieren.

---

**Merke** Jeder länger als drei Wochen anhaltende Leistenschmerz sollte medizinisch abgeklärt werden, da harmlose muskuläre Verletzungen innerhalb dieser Zeit abgeheilt sein sollten.

---

Kommen wir zurück zur Leistenverletzung.
Sie verläuft fast immer ähnlich. Anders als bei schweren Verletzungen, wie zum Beispiel einem Muskelfaserriss, erlauben die Schmerzen dem Sportler anfangs oft noch die Ausübung seines Sports. In dieser Phase versucht der Sportler, meist mit eigener

Behandlung die Schmerzen zu kontrollieren. Häufig werden die Beschwerden dabei verharmlost. Zu den üblichen Selbstbehandlungsstrategien zählen kurze Sportpausen, kühlende oder wärmende Salben, die Einnahme sogenannter Supportiva (zum Beispiel Enzympräparate) oder von Schmerzmitteln. Oft vergehen Wochen bis der Sportler begreift, dass er mit diesen Maßnahmen nicht Herr des Problems wird. Mit weiterer sportlicher Belastung nehmen die Schmerzen jedoch allmählich zu – bis die sportliche Betätigung schmerzbedingt ganz eingestellt werden muss.

Es wurde bereits darauf hingewiesen, dass der Leistenschmerz eine Vielzahl verschiedener Ursachen haben kann. Im Moment soll es ausreichen, zu wissen, das die Ursachen für einen Leistenschmerz häufig nicht direkt in der Leiste liegen.

Dies erscheint auf den ersten Blick unlogisch, ist aber in der Medizin eigentlich nichts Ungewöhnliches. Es kommt häufig vor, dass Schmerzen in andere Regionen ausstrahlen und es dem Patienten so erschweren, die tatsächliche Schmerz-Ursache zu erkennen.

Dieses Phänomen nennt man Übertragungsschmerz. Es wurde erstmals vom Neurologen Sir Henry Head (1861-1940) beschrieben. Kern seiner Entdeckung war, dass der Mensch auf Grund seines segmental gegliederten Körperbaus sogenannte Dermatome (Hautareale) besitzt. Hierbei scheinen wir uns nur unwesentlich von einem Regenwurm zu unterscheiden. Diese Hautareale lassen sich einem bestimmten Rückenmarkssegment zuordnen. Auch innere Organe, wie Herz, Leber, Bauchspeicheldrüse, werden von diesen Rückenmarksnerven versorgt. Es existiert nun eine schleifenförmige Nervenverbindung vom Rückenmark zum Organ oder der Haut und von dort zurück. Dies kann dazu führen, dass bei der Erkrankung eines inneren Organs, die zum jeweiligen Rückenmarkssegment zugeordnete Haut überempfindlich reagiert. Diese Hautzonen werden nach ihrem Entdecker als „Head'sche Zonen" bezeichnet. Die betroffenen Muskeln heißen, ebenfalls nach ihrem Entdecker benannt, „Mackenzie-Zonen."

Vermutlich jedem bekannte Beispiele der beschriebenen Zonen sind der Schmerz im linken Arm bei Herzerkrankungen oder etwa des Beins bei einem Bandscheibenvorfall. In den letzten Jahren wurden zusätzlich sogenannte Schmerzfelder entdeckt, die sich von den Head'schen und Mackenzie-Zonen grundlegend unterscheiden. In der täglichen Praxis sind sie jedoch häufiger. Es handelt sich dabei um schmerzhafte Körperareale, die mit einem Triggerpunkt in der Muskulatur verbunden sind. Werden diese Punkte durch eine Behandlung „gelöscht", verschwindet auch das an sie gekoppelte Schmerzfeld.

Neben diesen in der Muskulatur liegenden Triggerpunkten gibt es noch die sogenannten Tenderpunkte, schmerzhafte Verhärtungen oder Knoten in den Sehnen, die kein Schmerzfeld besitzen, aber ebenso zu einer Funktionsstörung führen können. Alle drei Phänomene können nun an einem Leistenschmerz beteiligt sein.

---

**Merke** Triggerpunkte sind schmerzhafte Muskelverhärtungen, die oft mit einem Schmerzfeld verknüpft sind.

---

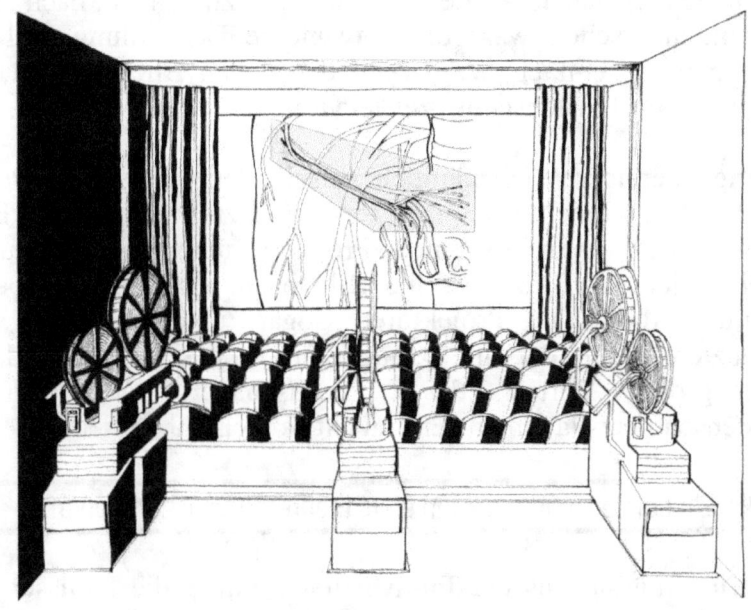

Abb. 4 Die Entstehung des Leistenschmerzes

Es macht, die Sache einfacher, wenn man sich die Leistenregion als eine Art Projektionsfläche für verschiedene benachbarte Strukturen und Organe vorstellt (Abb. 4), die bei Veränderungen oder Erkrankungen den Schmerz in die Leiste projizieren. Wie bei einem Kino, in dem ein Filmprojektor die Bilder aus einer Kabine hinter unserem Rücken, an die Wand vor uns projiziert, während wir staunend im Dunkeln sitzen. Übertragen auf eine Person mit Leistenschmerzen heißt das: Sein Schmerz kann tatsächlich in der Leiste entstanden sein. Aber genauso ist es möglich, dass der Schmerz nur in die Leiste ausstrahlt, also dorthin projiziert wird.

**Merke** Ein Leistenschmerz muss seine Ursache nicht in der Leiste haben.

Aus dieser einfachen Tatsache lässt sich folgern, dass man bei einem Leistenschmerz sowohl die Leistenregion nach möglichen Ursachen absuchen muss, gleichzeitig aber eben auch diejenigen Organe und Strukturen (Muskeln, Faszien), deren Veränderungen ebenfalls als Schmerzauslöser in Frage kommen. Dies ist das erste Problem. Theoretisch wäre es schnell lösbar. Es würde genügen, die möglichen Ursachen des Leistenschmerzes zu kennen, nach ihnen zu suchen, und schon wäre die notwendige Behandlung völlig klar. Aber ganz so einfach, wie es auf den ersten Blick scheint, ist die Diagnose des Leistenschmerzes leider nicht.

Häufig überlagern sich nämlich verschiedene Ursachen. Oder, um auf das Bild mit dem Filmprojektor zurück zu kommen: Das Bild auf der Leinwand kann von einem Projektor stammen, aber auch von zwei Projektoren, die dasselbe Bild projizieren. Es ist aber auch möglich, dass die Projektoren sogar unterschiedliche Bilder produzieren. Oder der eine erzeugt den Ton und der andere das Bild. Der große Vorteil des Kinozuschauers gegenüber dem Leistenschmerz-Patienten: Er braucht es nicht zu wissen.

**Merke** Ein Leistenschmerz kann stets mehrere Ursachen haben.

Im Kino müsste uns der Filmvorführer hinter die Kulissen führen und seine Geheimnisse preisgeben. Aber wer führt uns in der Medizin hinter die Kulissen? Wir erwarten es vom Arzt. Aber im Gegensatz zum Filmvorführer kennt der Arzt die Geheimnisse ja eben oft auch nicht – weil er keinen direkten Zutritt zu den Vorführungsräumen hat. Was ihm hilft, ist sein Wissen, seine Erfahrung und die Medizintechnik. Er sitzt also gewissermaßen schon seit Jahren im Saal, beobachtet sehr genau alle Vorführungen und kommt so, nach und nach, den Geheimnissen des großen Bildes auf die Spur. Und irgendwann ist er in der Lage, einem neuen

Besucher (Patienten) der Vorführung zu erklären, was vorn auf der Leinwand aller Wahrscheinlichkeit nach geschieht.

Wir sind jetzt an dem Punkt angelangt, wo Sie den Kinosaal betreten. Vor uns befindet sich die leere Leinwand, hinter uns die Räume mit den Projektoren. Wir setzen uns in die Kinosessel und erwarten gespannt, was geschieht. Entscheidend ist für uns, dass dort vorn ein Bild entsteht, der Ton zum Bild passt und der Film möglichst störungsfrei läuft. Ich werde Ihnen etwas über die Entstehung des Films „Leistenschmerz" erzählen und Ihnen die Techniken vorstellen, mit denen wir der Körperillusion auf die Schliche kommen. Um die Sache zu vereinfachen, beginne ich mit den Hilfsmitteln, die uns heute in der Sportmedizin zur Verfügung stehen, um das begrenzte Vermögen unserer eigenen Sinnesorgane zu erweitern: Die Untersuchungstechniken.

# 5. KAPITEL

# NÜTZLICHES WISSEN ZUR DIAGNOSTIK: WIE GEHEN WIR IN UNSERER PRAXIS VOR?

*Ein Foto – oder ein gefilmtes Dokument im Fernsehen oder im Internet – gilt als Fälschung, wenn sich herausstellt, das es den Betrachter im Bezug auf das, was es angeblich darstellt, täuscht.*

*S. Sontag, Das Leiden anderer betrachten*

Wir leben in einer Zeit der Bilder und der Massenmedien. Jeder von uns hält sich und sein Leben in Bildern fest. Trägt einen Fotoapparat im Handy mit sich herum und versendet von jedem Ort der Welt MMS an Freunde. Jede Seite auf Facebook ist voller Bilder aus unserem Alltag. Nicht nur die Realität, auch ihre Abbildung in Form von Bildern hat für uns größte Bedeutung. Wir sind inzwischen daran gewöhnt, nur das zu glauben, was wir mit unseren eigenen Augen sehen. Urlaubsfotos, Fernseh-Nachrichten, Internet-Angebote: Wenn wir etwas verstehen wollen, vergewissern wir uns stets durch Bilder. Wir blenden dabei oft aus, dass auch Bilder virtuell sein können und keineswegs die Wirklichkeit in ihrer Komplexität wiedergeben.

Doch immer sind es Bilder, die uns zeigen sollen, wie die Welt ist, was mit uns in ihr geschieht. Der Gegenspieler des Bildes ist das Wort, das benutzt werden kann, um eine Geschichte zu erzählen, ein Bild zu kommentieren. Aber auch, um zu lügen. Dürfen wir Worten trauen? Sollen wir Bildern trauen? Wie gehen wir mit den immensen Informationen um, die uns ergänzend jederzeit im Internet zur Verfügung stehen? Patienten tun sich oft schwer, lediglich den Worten ihres Arztes zu glauben, ohne dass er sie mit harten Fakten, also Röntgen-, Ultraschall- oder Magnetresonanztomographiebildern (MRT) untermauert?

Wer würde einem Arzt die Treue halten, wenn dieser sich ausschließlich auf seine Sinne verließe? Seine Augen, Hände, seine Erfahrung? Nein, lieber glauben wir Laborwerten, Röntgenbildern oder besser noch der MRT, die uns scheinbar alles zeigen kann. Wie oft verlangen Patienten, die über wenig medizinisches Wissen verfügen, nach einem Röntgenbild oder einer „Computeruntersuchung", wie sie es gern formulieren.

Wenn es um unsere Gesundheit geht, können wir nicht unserer eigenen, konditionierten Weltsicht entgehen. Die Patienten erwarten, dass der Verdacht des Arztes und ihre Ängste durch Bilder erhärtet oder eben widerlegt werden.

Es ist unstrittig, dass die genannten Untersuchungstechniken ihre Berechtigung haben. Die moderne, innovative Medizin wäre völlig undenkbar ohne sie. Aber nicht alles, was wir bei diesen Untersuchungen finden, ist auch wirklich von Bedeutung!

Außerdem besteht eine gewisse Gefahr darin, dass die Verantwortung für die Diagnose ein Stück weit aus der Hand gegeben wird. So entstehen auch Diagnosen, die lediglich auf Bildveränderungen basieren und die niemand wirklich einordnen kann. Beispiele dafür gibt es viele (Ostitis pubis, Entmyelinisierung von Rückenmarkszellen usw.). Und nicht selten verfahren Ärzte frei nach dem Motto: „Wenn ich keine Vorstellung von dem habe, was den Patienten fehlt, mache ich eine MRT oder eine Computertomographie (CT), ich röntge oder ordne eine Ultraschalluntersuchung an. Es beruhigt den Patienten und irgendetwas wird sich schon finden, das die Beschwerden erklären kann. Irgendeine der vielen Untersuchungen wird schon einen Anhaltspunkt für die Schmerzen liefern."

Die Folge sind überflüssige, oft schädigende Untersuchungen und Patienten, die mit einer wachsenden Anzahl von Bildern von Praxis zu Praxis ziehen! Wie oft erlebt man, dass Sportler mit Leistenschmerzen zum Arzt kommen, bei denen im Abstand von vier Wochen vier oder sogar fünf MRT-Untersuchungen gemacht wurden. Sportler mit Stapeln von Röntgenbildern, aber ohne einleuchtende Diagnose. Bilder sind eine schnelle und sichere Methode den Patienten zunächst zufrieden zu stellen und den Eindruck von angewandter moderner Medizin und Aktivität zu vermitteln. Bildern geben uns allen Sicherheit können sie aber auch nur vortäuschen.

Zur Diagnostik des Leistenschmerzes gehört also zu allererst die Erhebung seiner Krankheitsgeschichte.

Dieser Teil des Kontaktes zwischen Arzt und Patient besitzt den vielleicht größten Wert für die spätere Diagnose. Mit zunehmender Erfahrung wird man durch präzise Fragen schnell die Fährte der Erkrankung aufnehmen und ihr über alle Finten folgen können. Aus diesem Grund sollte großer Wert auf eine ausführliche Befragung des Patienten gelegt werden.

Inzwischen dauert dieses ärztliche Gespräch mit dem Sportler nahezu 30 Minuten. Jeder Patient erhält zu Beginn einen mehrseitigen Fragebogen zur eigenen Krankengeschichte. Im Anschluss daran erfolgt auf der Grundlage dieses Bogens, nochmals eine detaillierte Befragung durch den Arzt. Kern dieses Gesprächs ist die genaue Erfassung aller Aspekte des Schmerzes: Seines Charakters.

## 5.1 Vom Wort zur Tat – Die ärztliche Untersuchung

An das Gespräch schließt sich nun eine zielgerichtete körperliche Untersuchung des Patienten an. Einige der Untersuchungsschritte mit den entsprechenden Erläuterungen sind im Kapitel „physiotherapeutische Tipps und Selbstübungen" aufgeführt. Untersucht man einen Patienten sehr sorgfältig, wird man immer gewisse Abweichungen von der Norm finden, ganz egal, ob im Bereich des Rückens, der Füße, der Kniegelenke oder der Hüftgelenke.

Alle Befunde im Grenzbereich zum Pathologischen sollten registriert und im Bezug zur Krankengeschichte des Patienten betrachtet werden. Man sollte sich aber auch als Patient stets klar machen, dass nicht jeder von der Norm abweichende Befund auch tatsächlich für die Beschwerden verantwortlich sein muss.

Nach der ärztlichen Untersuchung sollte der Patient mit Leistenschmerzen routinemäßig von einem manualtherapeutisch und osteopathisch geschulten Physiotherapeuten untersucht werden. Ziel dieser Untersuchung ist es, funktionelle Störungen im Muskelapparat oder in den Gelenken aufzudecken, die Ursache für aufsteigende oder absteigende muskuläre Verkettungen sein können. Solche muskuläre Ketten sind oft die Ursache für einen anhaltenden Leistenschmerz.

## 5.2 Den Dingen auf den Grund gehen – technische Untersuchungsmethoden

Der **Ultraschall** ist eine diagnostische Methode, mit deren Hilfe Veränderungen im Körpergewebe dargestellt werden können. In einem Schallkopf werden Ultraschallwellen in einer Frequenz von etwa 3,5 MHz bis etwa 12 MHz erzeugt und in den Körper geleitet. Je niedriger die Schallfrequenz, desto stärker dringen die Wellen in das Körpergewebe ein.

An den Gewebegrenzflächen wird ein Teil der ausgesandten Schallwellen reflektiert, ein anderer Teil dringt weiter in das Gewebe ein. Die reflektierten und zum Schallkopf zurücklaufenden Wellen werden von diesem nun empfangen. Aus der Laufzeit der Wellen und der Intensität der zurückkommenden Wellen kann ein Bild des untersuchten Körpers mathematisch konstruiert werden. Das entstandene Schwarz-Weiß-Bild auf dem Ultraschallmonitor, auch Schnittbild genannt, ist abstrakt und muss im Kopf des Untersuchenden zunächst in ein anatomisches Bild übersetzt werden. Das macht es für den Patienten so schwierig, ein Ultraschallbild zu lesen.

Mit der **Farbdopplersonographie** ist es möglich, durch Nutzung des sogenannten Doppler-Effektes, die Bewegung von Flüssigkeiten im Körper sichtbar zu machen. Dabei wird die Fließrichtung der Flüssigkeit, in der Regel Blut, farblich kodiert. Rot beschreibt die Fließrichtung zum Schallkopf hin, blau vom Schallkopf weg.

Eine neuere sonographische Methode ist die **Elastographie**, die es dem Untersucher erlaubt, unterschiedliche Gewebefestigkeiten darzustellen. Durch gleichmäßigen, wiederholten Druck auf den Schallkopf wird das Gewebe unter dem Schallkopf komprimiert und dehnt sich bei nachlassendem Druck wieder aus. Festes oder hartes Gewebe verhält sich auf Druck anders als weiches. Diese Elastizität kann mit dem Ultraschall gemessen werden. Je nach Dehnbar- oder Komprimierbarkeit des Gewebes wird eine Farbe zugeordnet. Blau steht für hartes oder sehr festes Gewebe, grün und rot für weiches.

Neben der Ultraschalluntersuchung ist es oft notwendig, die Beckenregion zu röntgen. Neben der **Röntgenuntersuchung** des

Beckens im Stehen oder Liegen können Spezialuntersuchungen der Hüftgelenke, wie die „Lauenstein"-Aufnahme, und die Belastungsaufnahme der Symphyse (Flamingoaufnahme) wichtige zusätzliche Informationen liefern. Manchmal ist es notwendig, die Lendenwirbelsäule in zwei Ebenen (von vorn und der Seite) bzw. in der Aktion (Beugung nach vorn, Beugung nach hinten) zu untersuchen.

Das Röntgenbild erlaubt es, Veränderungen an den Hüftgelenken wie Abnutzungen, Fehlstellungen, Verkalkungen um das Hüftgelenk bzw. in der Muskulatur aufzuzeigen. Chronisch-entzündliche Veränderungen, wie sie zum Beispiel bei rheumatischen Erkrankungen auftreten, sind ebenso erkennbar wie eine Gefügelockerung der Gelenke etwa im Bereich der Symphyse (Schambeinspalt) oder ein Wirbelgleiten (Spondylolisthesis) in der unteren Lendenwirbelsäule. Bei chronischen Leistenschmerzen ist aber fast immer eine zusätzliche MRT notwendig.

Die **Magnetresonanztomographie (MRT)** ist ein modernes diagnostisches Verfahren, das auf schonende Weise Körperstrukturen, insbesondere Weichteile, sehr genau darstellen kann.

Für die Entwicklung des Verfahrens, das heute interdisziplinär in allen Fachgebieten der Medizin angewandt wird, erhielten der amerikanische Chemiker Paul C. Lauterbur (1929-2007) und der britische Physiker Peter Mansfield (geb. 1933) 2003 den Nobelpreis für Medizin. In unserem Zusammenhang dient die MRT zunächst vor allem dem Ausschluss von Begleiterkrankungen, die einen Leistenschmerz auslösen können, sich aber weder auf der Röntgenaufnahme, noch in der Ultraschalluntersuchung zeigen. Hierzu zählen beispielsweise Durchblutungsstörungen des Hüftkopfes (aseptische Hüftkopfnekrose) und Stressreaktionen des Schambeins (Ostitis pubis). Immer wieder kommen Patienten in die Praxis, bei denen vor mehreren Monaten eine Schambeinentzündung festgestellt wurde und die wegen anhaltender Beschwerden wiederholte MRT-Kontrolluntersuchungen erhielten.

Eine bereits festgestellte Schambeinentzündung muss nicht monatlich kontrolliert werden. Es ist völlig ausreichend, wenn man sich im weiteren Verlauf an den Beschwerden des Patienten orientiert.

Erst wenn neue Beschwerden auftreten sollten oder der Verdacht auf eine bisher nicht diagnostizierte Erkrankung besteht, kann eine erneute MRT sinnvoll sein.

Eine **Szintigraphie** ist nur selten zur Diagnose des chronischen Leistenschmerzes notwendig. Es handelt sich dabei um ein radiologisches Verfahren, bei dem eine radioaktiv markierte Substanz in die Vene gespritzt wird, die sich in entzündlich verändertem Gewebe anreichert. Die von der Substanz abgegebene Strahlung wird mittels einer Messkamera sichtbar gemacht. Man erhält dabei ein Bild des menschlichen Körpers mit unterschiedlicher Strahlungsintensität. Mit einer Szintigraphie können insbesondere Geschwülste, entzündliche, entzündlich-rheumatische und degenerative Veränderungen an Knochen und Gelenken sichtbar gemacht werden.

Die **Computertomographie (CT)** ist ein radiologisches Verfahren, bei dem mit Hilfe von Röntgenstrahlen Schnittbilder des Körpers erzeugt werden.
Wegen der hohen Strahlenbelastung der meist jungen Patienten und der geringen diagnostischen Bedeutung beim chronischen Leistenschmerz wird die Computertomographie lediglich bei Verdacht auf einen Ermüdungsbruch des Schambeins eingesetzt.

**Laboruntersuchungen** haben lediglich bei Verdacht auf rheumatisch-entzündliche oder rein entzündliche Ursachen des Leistenschmerzes eine Bedeutung. Normalerweise finden sich bei Leistenschmerzen keine Veränderungen im Blut.
Hilfreich ist bei einem chronischen Leistenschmerz und einer Schambeinentzündung die Bestimmung der Vitamin D Stoffwechselparameter. Häufig findet sich ein extremer Mangel von 1-25-Hydroxycholecalciferol, der behandelt werden sollte.

## Vorsicht: Chirurg!

Bevor ich nun aus klinischer Sicht über die Erkrankungen der Leistenregion berichten werde, möchte ich eine kleine Anekdote voran stellen. Vor vielen Jahren nahm ich an einem chirurgischen Kongress teil, der sich mit dem Leistenbruch und seiner chirurgischen Behandlung beschäftigte. Nachdem sich der erste

Kongresstag diesem Thema theoretisch gewidmet hatte, sollte am zweiten Tag eine neue ambulante Operationstechnik aus den USA demonstriert werden, die eine sehr schnelle Regenerationszeit des operierten Patienten versprach. Um sie bei ihrer Deutschlandpremiere zu demonstrieren, hatten die Kollegen der Universitätsklinik eigens den Begründer dieser Technik, einen amerikanischen Chirurgen, einfliegen lassen.

Etwa 500 Chirurgen erwarteten die angekündigte Operation im voll besetzten Konferenzraum. Der Chirurgie-Chef der Universitätsklinik, über die Grenzen hinaus bekannt für seine Leistenoperationen, ließ es sich nicht nehmen, die Operation persönlich zu kommentieren. Als die letzten Vorträge an diesem Vormittag gehalten waren, wurde das Licht im Saal gelöscht und die Verbindung zum Operationssaal hergestellt. Auf einer Leinwand erschienen die beiden Operateure, der amerikanische Kollege und seine Assistentin, eine erfahrene Chirurgin, die ebenfalls extra für diese Operation angereist war. Der Chefarzt stellte nun den Patienten und seine Krankengeschichte vor: Ein 52 jähriger Mann, seit mehreren Wochen mit Schmerzen in der linken Leiste. Diagnose: Leistenbruch. Man hatte ihn gefragt, ob er einverstanden wäre, sich für eine Live-Operation durch zwei Spezialisten mit internationalem Ruf zur Verfügung zu stellen. Er hatte zugestimmt, und nun wurde er an diesem Samstag in den Operationssaal gefahren. Der Anästhesist leitete die Narkose ein, während sich die Operateure Kittel und Handschuhe überstreiften und den Bauch des Patienten mit einer Desinfektionslösung abwuschen. Dann wurde der Patient abgedeckt. Die Kamera fokussierte auf den Ort des allgemeinen Interesses: Sein Leistendreieck.
Die Operation begann. Geschickt arbeiteten sich die beiden Operateure Schicht für Schicht durch das Gewebe voran. Nach etwa 15 Minuten hatten sie die Leistenregion freigelegt und begaben sich unter den Augen von 500 Chirurgen auf die Suche nach dem Leistenbruch: Allerdings konnten sie keinen Leistenbruch finden. Was auch immer die Schmerzen des Patienten ausgelöst hatte, ein Leistenbruch war es jedenfalls nicht. Betretenes Schweigen senkte sich über den Konferenzraum. Man wurde Zeuge einer schwierigen und äußerst peinlichen Situation: Der Mann auf dem Operationstisch war völlig überflüssigerweise aufgeschnitten worden!
Was sollte man tun? Die Spannung im Auditorium war mit Händen

zu greifen. Der amerikanische Kollege war spürbar unzufrieden mit dieser Situation, in die er gänzlich unverschuldet geraten war. Auch die assistierende Kollegin, selbst nicht an der Klinik beschäftigt, hatte den Patienten vor der Operation nicht gesehen. Die Operateure hatte sich auf den Kollegen von der Aufnahme verlassen. Jetzt war er nicht aufzufinden, und selbst wenn, hätte es an der verfahrenen Situation nichts geändert. Die Chirurgen schienen hilflos. Auch dem Klinikchef hatte es inzwischen die Sprache verschlagen. Wie ein Angeklagter in einem griechischen Drama stand er hier vor den Kollegen und hätte vermutlich gern heimlich die Bühne verlassen. Dann traf man ein „agreement": Nach einem kurzen Wortwechsel entschloss man sich, die geplante Operation dennoch auszuführen. Das Netz wurde in die völlig gesunde Leiste des Patienten eingesetzt und die Operation ohne große erklärende Kommentare beendet. Der Chefarzt bedauerte gegenüber den anwesenden Kollegen noch einmal den Fehler, betonte seine Seltenheit und damit hatte sich das Problem erledigt.

Es ist davon auszugehen, dass der Patient sehr zufrieden mit dem Operationsergebnis war. Auch blieb er sicherlich von einem Wiederholungsbruch verschont. Vermutlich wird er noch heute seinen Freunden berichten, wie er von einem extra aus Amerika eingeflogenem Chirurgen operiert worden war. Was soweit ja auch richtig ist.

Warum erzähle ich Ihnen diese Geschichte?

Der Zufall hatte uns an diesem Sonnabend-Vormittag gezeigt, wie unsicher Diagnosen oft sein können. Es sei nochmals daran erinnert, dass die Ursache eines Leistenschmerzes nicht immer ein Leistenbruch sein muss. Wenn der Patient keine Schwellung in der Leistenregion wahrgenommen hat und ein Chirurg lediglich mit dem Finger untersucht, um dann eine Operation anzubieten, seien Sie auf der Hut! Denken Sie an diese Geschichte. Fordern Sie eine ergänzende Ultraschalluntersuchung. Und eine weiterführende Suche nach möglicherweise anderen Ursachen des Leistenschmerzes – die im Folgenden vorgestellt werden.

# 6. KAPITEL

# LEISTENSCHMERZ: „SPIEL" MIT VIELEN VARIABLEN

*Die Erfahrung hat mich gelehrt, dass wir uns durch Ungeduld zugrunde richten.*
*Die Übel haben ihr Leben und ihre Grenzen, ihre Krankheiten und ihre Gesundheiten.*
*Wer sie mit herrischer Gewalt zu verkürzen sucht, verlängert und vermehrt sie; er fordert sie heraus, statt sie zu besänftigen.*

*Michel de Montaigne*

In den folgenden Kapiteln kommen wir nun zu den verschiedenen Erkrankungen, die einen Leistenschmerz auslösen können. Wir können dabei drei große Krankheitsgruppen unterscheiden: Orthopädische, chirurgische und neurologische Erkrankungen. Jedes der nun folgenden Kapitel ist wie ein Fußballspiel aufgebaut und besteht aus drei Abschnitten. Im ersten Teil wird ein Fallbeispiel aus unserer Praxis erzählt. Wie bei einem Fußballspiel gibt die erste Halbzeit Gelegenheit, unseren Gegner an einer Geschichte kennenzulernen. Wir können beobachten, wie er sich in verschiedenen Situationen verhält, lernen seine Tricks kennen, seine Finten, die Art seiner Standards. Oder, übertragen auf den Leistenschmerz: Wir kreisen seine Symptome ein, kommen seinem Charakter näher. Dann folgt die Halbzeitpause. Wie beim Fußball dient sie vor allem der Erholung. Aber natürlich auch der Auswertung der ersten Halbzeit und taktischen Erläuterungen für den folgenden Spielabschnitt. Das Ziel jedes Spiels besteht ja darin, es zu gewinnen. Für uns heißt das zu begreifen, was es mit den Beschwerden auf sich hat, sie besser zu verstehen und erfolgreich behandeln zu können.

Also folgt auf unser Fallbeispiel (1.Halbzeit) eine kleine Pause (Halbzeitpause) in der noch einmal das Wichtigste zusammengefasst wird, taktische Erläuterungen folgen, kleine Skizzen, die das Verständnis der Erkrankung erleichtern sollen. Die zweite Halbzeit, jeder Sportler weiß es, ist schwieriger und anstrengender, vielleicht

---

läuft man einem Rückstand hinterher oder muss den eigenen knappen Vorsprung mit einem Mann weniger verteidigen, während sich die gegnerische Mannschaft dagegen stemmt, aber Konzentration und eigene Kräfte langsam nachlassen. Jeder einzelne Spieler fiebert nun dem Ende entgegen, möchte endlich siegreich das Spielfeld verlassen. In unserer 2. Halbzeit werden die einzelnen Krankheitsbilder näher erläutert und ihnen die wichtigsten medizinischen Informationen zu den Erkrankungen geliefert.

## 6.1. Wenn die Leiste direkt betroffen ist: typische Erkrankungen der Leistenregion

### 1. Halbzeit – Raymond Hecht oder: Manchmal geht es auch unorthodox

Raymond Hecht war einer der besten Speerwerfer Deutschlands.
1996 hatte er bei den Olympischen Spielen in Atlanta den vierten Platz belegt, ebenso bei der Leichtathletik-WM im folgenden Jahr.
1998 bei der EM in Budapest war es der dritte Platz gewesen. Aber wie im Leben, so zählen auch im Sport in der Erinnerung oft nur die Siege bei den Weltmeisterschaften, den Olympischen Spielen oder den Europameisterschaften.
Immer wieder schien er unmittelbar vor diesen Wettkämpfen in bestechender Form, aber sobald es bei einem diesen sportlichen Großereignissen zum Showdown mit Speerwerfern anderer Länder kam, konnte er nicht gewinnen.

Als ich Hecht kennenlernte, befand er sich in der Vorbereitung auf seine zweiten Olympischen Spiele und wusste, dass es seine letzten sein würden. Wie immer hatte er bei den internationalen Vergleichskämpfen gesiegt und galt als einer der Favoriten. Allerdings war dies auch schon vier Jahre zuvor so gewesen und er war auch damals ohne Medaille nach Hause zurückgekehrt. Er kam direkt aus Helsinki nach Berlin, weil er sich bei einem der letzten Vorbereitungswettkämpfe eine Leistenverletzung zugezogen hatte. Seine betreuende Ärztin hatte mich noch am Abend angerufen. Die

Zeit drängte. Es war April, in fünf Monaten würden die Olympischen Spiele beginnen, für die er sich ja bereits qualifiziert hatte. Wenn er operiert werden musste, dann sehr schnell. Jeder Sportler weiß, dass während der Vorbereitung für einen großen Wettkampf die kleinste Trainingsunterbrechung eine Katastrophe bedeuten kann.

Als Hecht am nächsten Tag in meine Praxis kam, war er guter Dinge. Die Beschwerden hatten sich erheblich gebessert, und er hoffte, dass die Untersuchung nichts Neues zu Tage fördern würde. Wie immer unterhielt ich mich zunächst mit ihm über seine Beschwerden. Er berichtete, dass er nicht zum ersten Mal Leistenschmerzen habe. In der Vergangenheit hatten sich die Schmerzen allerdings immer wieder zurückgebildet und er hatte zwei, drei Tage später das Training fortsetzen können. Aber diesmal war es anders gewesen: Er war schon mit leichten Leistenproblemen nach Helsinki gefahren, hatte aber seiner Ärztin davon nichts berichtet. Vor dem Wettkampf hatte er eine Schmerztablette genommen, für ihn nicht unüblich, wie er mir sagte. Die Qualifikation hatte er problemlos meistern können. Vor dem Finale hatte er erneut eine Schmerztablette genommen. Anfangs lief alles gut, sagte er, aber bei den letzten Würfen baute er langsam ab. „In dieser Phase ist man voller Adrenalin. Da spürt man normalerweise nichts. Wenn da ein Schmerz auftritt, ist es etwas Ernstes!" Er sah mich an. „Plötzlich spürte ich ein Reißen in der rechten Leiste! Es war so stark, dass ich schließlich aufhören musste."

Hechts Schmerz lag genau in der Leistenmitte. Meine Frage, ob der Schmerz ausstrahle, verneinte er. Der Schmerz war zwar nicht punktuell, aber er nahm doch nur eine etwa fünf Quadratzentimeter kleine Fläche ein. Hecht hatte einen austrainierten Körper. Jeder Muskel seiner Bauchdecke war nahezu anatomisch genau zu sehen. Die Untersuchung förderte keinerlei muskuläre Schwächen zu Tage. Erst der Ultraschall zeigte mir sein Problem: Er hatte sich tatsächlich eine frische Verletzung der Leiste zugezogen. Ein kleiner Bluterguss in der Nähe des inneren Leistenrings. Wenn er presste, wölbte sich etwas Gewebe aus dem Bauchraum in den Leistenkanal. Nicht viel, nicht ausreichend, um es bei der Untersuchung mit dem Finger oder der Betrachtung der Leistenregion im Stehen wirklich sehen oder tasten zu können. Aber es war groß genug, um bei Anspannung der

50

Bauchdecke auf die Nerven zu drücken, die dann den Schmerz in der Leistenregion auslösten.

Ich erläuterte ihm den Befund am Ultraschallbildschirm. Es war auch für ihn gut zu sehen, wie sich, während er presste, eine schwarz erscheinende Masse durch das kleines Loch in seiner Bauchdecke drängte. Wir durften keine Zeit verlieren. Er würde nur dann wieder trainieren können, wenn wir dieses Loch in seiner Bauchdecke verschließen würden. Eine Operation war unvermeidlich.

Hecht zog sich wieder an und setzte sich auf den Stuhl. Ich konnte sehen, wie er versuchte, seine Gedanken zu ordnen.
„Was wird es für eine Operation sein?"
„Die Leistenoperation dauert etwa eine Stunde."
Er nickte. „Ich nehme an in Vollnarkose?"
„Ja."
„Risiken?"
„Die Üblichen", sagte ich, „aber ich gehe nicht davon aus, dass irgendetwas geschieht. Schließlich führe ich den Eingriff etwa 500 Mal im Jahr durch."
Ich lächelte, um ihm Mut zu machen.
„Wann werde ich wieder trainieren?"
„In etwa 14 Tagen kannst du beginnen! Und in vier Wochen gibt es keine Trainingseinschränkungen mehr."
Wieder konnte ich sehen, wie er nachdachte, dann sagte er:
„Ok, Doc. Wir machen es am besten gleich morgen!"

Die Operation verlief, wie ich es ihm versprochen hatte, völlig problemlos. Ich versorgte den Leistenbruch mit der Operationstechnik nach Shouldice und verschloss das Loch mit körpereigenem Gewebe. Hecht verbrachte noch zwei Stunden im Operationszentrum. Im Aufwachraum schien alle Anspannung der letzten Zeit von ihm abgefallen. Er scherzte mit den Schwestern und schien erleichtert, die Operation hinter sich gebracht zu haben. Wie die meisten Patienten war auch er vor der Operation ein wenig angespannt gewesen, wie den meisten, war ihm danach die Erleichterung anzusehen. Schmerzfrei und zufrieden lag er im Bett und wartete auf seinen Trainer, der ihn schließlich abholte. Wir hatten vereinbart, dass er für den unwahrscheinlichen Fall von Komplikationen noch für eine Nacht in Berlin bleiben solle. Bereits am Abend rief er mich aus einem italienischen Restaurant an, um mir zu sagen, wie überraschend gut es ihm ginge und das er mit Heißhunger vor einer großen Pizza saß.

Am nächsten Tag fuhr er zurück in seine Heimatstadt, um, wie besprochen, in der Woche darauf mit der Physiotherapie zu beginnen. Vorausgesetzt alles würde nach Plan verlaufen, und davon gingen wir zu diesem Zeitpunkt aus, würde er bald mit dem Wurftraining beginnen können. Aber die Dinge entwickelten sich in den kommenden Wochen leider anders.

Als ich Hecht am Sonntag nach der Operation noch einmal telefonisch erreichen wollte, um mich nach seinem Befinden zu erkundigen, meldete er sich nicht. Ich machte mir keine Sorgen, denn es war ein ungewöhnlich heißer Sonntag, ein Tag, den man im Garten oder bei Freunden verbringt, an dem man grillt, Wein trinkt und sich darüber freut, dass es nun bald Sommer wird. Noch bevor ich ihn am Montag erreichen konnte, rief mich seine behandelnde Sportärztin an. Die Ärztin, die mich aus Helsinki kontaktiert hatte.
„Raymond Hecht", sagte sie, „ist am Sonntag Abend mit starken Schmerzen in der operierten Leiste, einer ausgedehnten flächigen Rötung der Bauchdecke und hohem Fieber ins nächste Krankenhaus eingeliefert worden. Dort liegt er jetzt und die Kollegen sind fest entschlossen, ihn sofort zu operieren." Sie schwieg einen kurzen Moment. Dann: „Du musst etwas tun!"
Meine Sprechstunde hatte gerade begonnen, das Wartezimmer war voller Patienten und die Klinik, in der Hecht lag, befand sich 250 km entfernt von Berlin. Ich zog mich um, bat meine Schwester, alle Patienten abzubestellen und schickte die Patienten, die im Wartezimmer warteten, mit dem Hinweis auf einen Notfall nach Hause. Dann setzte ich mich in mein Auto, rief meine Frau an und machte mich auf den Weg zu Hecht. Zwei Stunden nach dem Anruf seiner Sportärztin betrat ich sein Krankenzimmer.

Er lag müde lächelnd im Bett. Neben ihm saß seine Freundin, eine Engländerin. Über eine Infusion an seiner rechten Seite erhielt er Flüssigkeit und ein Antibiotikum. Ich begrüßte beide und sah mir kopfschüttelnd seinen Bauch an. Es war nicht zu übersehen, dass er eine ausgedehnte Wundinfektion hatte. Seine rechte Bauchseite war vom Oberschenkel bis zum Oberbauch stark gerötet. Immer wieder hatte er Anfälle von Schüttelfrost. Er fühlte sich schlapp und müde.

Ich versuchte, ihn zu beruhigen.

Eine Wundinfektion war theoretisch immer möglich, hatte sich aber nach einer Operation von mir noch nie ereignet.
Ich erklärte ihm, dass sich eine solche Entzündung, mit den richtigen Antibiotika behandelt, schnell zurückbilden würde, dass es ärgerlich sei, aber in wenigen Tagen vorüber.
„Aber die wollen mich noch einmal operieren!", sagte er und er klang tatsächlich verzweifelt.
„Ich glaube nicht, dass es nötig sein wird!"
Um bei den Olympischen Spielen überhaupt noch eine Chance zu haben, musste sich die Infektion schnell zurückbilden, das wussten wir alle. Ich versprach ihm, mit den Ärzten zu reden und ihnen meine Sicht der Dinge darzulegen. Der Stationsarzt erklärte mir, dass man zunächst nur vorhatte, Hecht mit Antibiotika zu behandeln, an eine erneute Operation würde im Moment nicht gedacht. Ich bat ihn darum, mich zu informieren, sollten sie tatsächlich noch einmal operieren wollen. Ich wäre bereit, bei der Operation zu assistieren, da ich ja den genauen Befund als Erstoperateur kannte. Am späten Nachmittag fuhr ich zurück nach Berlin und am nächsten Tag wieder in das Krankenhaus. Dasselbe am Mittwoch. Langsam bildete sich das Fieber zurück, die Rötung war nur noch unmittelbar um die Wunde herum zu sehen. Allerdings war das Operationsgebiet noch sehr schmerzhaft.
Etwas später am Donnerstag – ich arbeitete in der Praxis – rief mich Hecht völlig überraschend aus dem Auto an und sagte, er sei auf dem Weg nach Berlin. Er hatte sich gegen ärztlichen Rat aus der Klinik entlassen und wollte sich, da er den Krankenhausärzten nicht mehr getraut hatte, ausschließlich von mir behandeln lassen. Am Abend stand er in meiner Praxis. Es ging ihm schon wieder ganz gut, auch wenn die Entzündung noch nicht vollständig abgeklungen war. Ich sah mir die Wunde an und untersuchte den Bauch mit dem Ultraschall. Tatsächlich lag im Bereich der Wunde, etwa drei Zentimeter unter der verschlossenen Haut, ein Entzündungsherd und die Kollegen aus dem Krankenhaus hatten das einzig Richtige vorgehabt. Nur eine Entlastung des vermutlich eitrigen Herdes konnte ihm helfen, davon war auch ich überzeugt. Aber hatte ich ihn nicht all die Tage in seiner Meinung bestärkt, dass er nicht noch

einmal operiert werden müsse? War er nicht extra nach Berlin gekommen, weil er fest davon überzeugt war, ich könne ihm besser helfen? Und hatte ich nicht alles getan, um ihm genau dieses Gefühl zu geben?

Während ich die Untersuchung fortsetzte, dachte ich angestrengt nach. Ich bewegte den Schallkopf über seinem Bauch hin und her, als würde die Lösung irgendwo dort verborgen sein. Und dann kam mir der entscheidende Gedanke: Warum nicht den Abszess mit einem kleinen dünnen Katheter, also einer Nadel, die mit einem Schlauchsystem verbunden war, punktieren, den Eiter abziehen und die Höhle spülen? So würde ich eine Probe für die mikrobiologische Untersuchung gewinnen und könnte eine gezielte antibiotische Behandlung beginnen. Und mit ein wenig Glück wäre auch der Entzündungsherd beseitigt. Auch wenn diese Prozedur aufwendig war, weil man sie sehr wahrscheinlich wiederholen musste, würde sie ihm, wenn mein Plan gelänge, tatsächlich die Operation ersparen.

Ich erklärte ihm mein Vorhaben, er willigte ein. Hecht konnte jetzt am Bildschirm mitverfolgen, wie die Nadel durch sein Gewebe vordrang und sich langsam den Weg in die Eiterhöhle bahnte, ein dünner heller Strich, der auf dem Bildschirm, einer Speerspitze gleich, tiefer und tiefer vordrang und schließlich den runden Herd traf. Ich zog den Eiter ab, und auf einmal schien es, als wäre die Höhle vom Bildschirm verschwunden. Als ich sie mit etwas Kochsalzlösung spülte, füllte sie sich wie ein kleiner schwarzer Luftballon, um sich erneut aufzulösen, wenn ich die Lösung abzog. Es ging ihm nach diesem kleinen Eingriff deutlich besser. Die Schmerzen ließen weiter nach und die Entzündung ging zurück. Wir mussten diese kleine Prozedur in den nächsten Tagen noch vier Mal wiederholen, bevor die Entzündung und die Schmerzen völlig verschwunden waren.

Hecht hatte durch die Entzündung der Operationswunde eine weitere Woche seiner ohnehin knappen Vorbereitungszeit verloren. Aber er fuhr voller Hoffnung zurück, dass er es dennoch schaffen würde. Wie endete die Geschichte? Während der letzten Phase seiner Vorbereitung besuchte ich Hecht im Trainingslager. Er hatte seinen Trainingsrückstand inzwischen aufgeholt, die Leiste bereitete ihm keine Probleme mehr und er fuhr erwartungsfroh zu den

Olympischen Spielen. Aber auch bei seinen letzten Olympischen Spielen gelang es ihm wieder nicht, eine Medaille zu erringen. Der Fluch seiner Sportlerlaufbahn, dass er große Wettkämpfe einfach nicht gewinnen konnte, bestätigte sich ein weiteres Mal.

Ich saß mit meiner Familie vor dem Fernseher und fieberte mit, musste aber zusehen, wie er wieder einmal den dritten Platz nur knapp verfehlte.

Hecht besuchte mich noch oft in Berlin, wenn er auf der Durchreise zu einem Wettkampf war. Drei Jahre nach diesen Ereignissen beendete er seine aktive Karriere. Danach verlor sich seine Spur für mich. Aber an diese dramatischen Ereignisse denke ich oft zurück.

Trotz eines fehlenden Sieges bei den Olympischen Spielen liest sich seine sportliche Bilanz durchaus beeindruckend. Er war 1990 der letzte DDR Meister im Speerwerfen. Er hat 5 Mal im laufe seiner Karriere den deutschen Rekord verbessert und eben sooft den Deutschen Meistertitel im Speerwerfen errungen. Insgesamt nahm er an 4 Europameisterschaften, 6 Weltmeisterschaften und 2 Olympischen Spielen teil. Wenn es ihm auch nicht gelang dort zu siegen so wird er dank seiner erzielten Weiten noch heute auf Platz vier der ewigen Weltrangliste geführt und ist mit 30 Golden League Titeln einer der erfolgreichsten deutschen Leichtathleten.

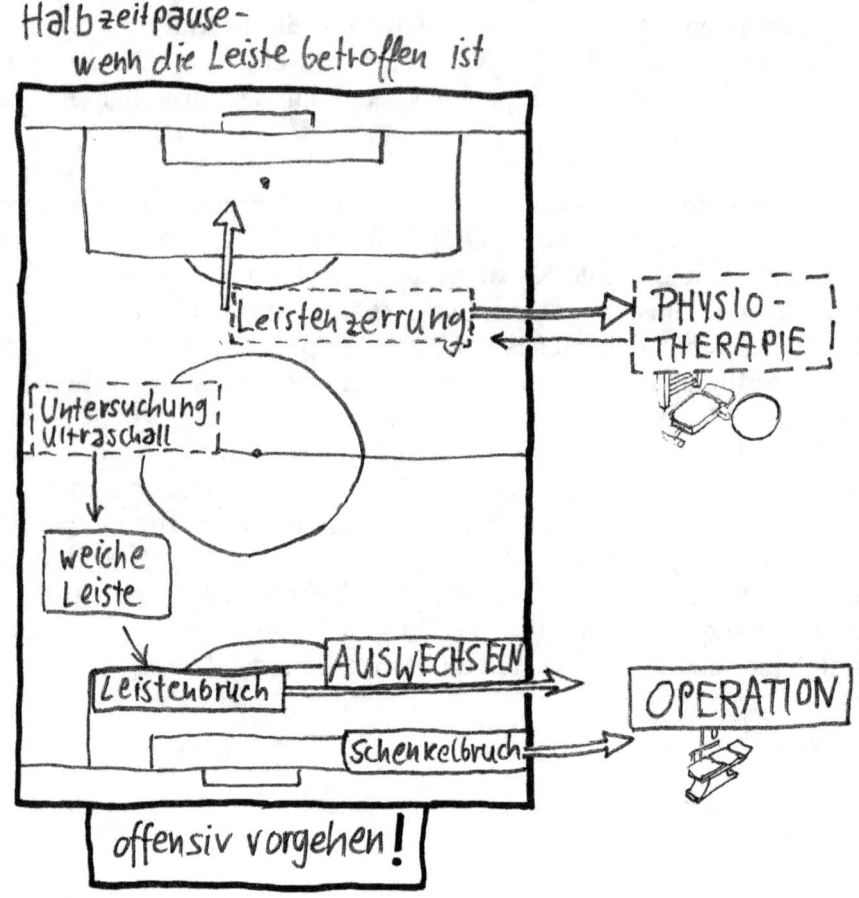

Abb. 5 Leistenverletzungen im Sport

- Ca. 20 Millionen Menschen werden jährlich weltweit an einem Leistenbruch operiert.
- In Deutschland werden jährlich ca. 275 000 Leistenbrüche operiert.
- 27 Prozent aller Männer erleiden im Laufe Ihres Lebens einen Leistenbruch.
- 54 Prozent aller männlichen Leistenbrüche sind laterale Leistenbrüche.
- 36 Prozent aller männlichen Leistenbrüche sind mediale

Leistenbrüche.

- Nur ca. 1 Prozent aller männlichen Brüche sind Schenkelbrüche.
- 3 Prozent aller Frauen erleiden im Laufe Ihres Lebens einen Leistenbruch.
- Bei 48 Prozent aller weiblichen Leistenbrüche finden sich laterale Leistenbrüche.
- 21 Prozent aller weiblichen Leistenbrüche sind mediale Leistenbrüche.
- 25 Prozent aller Brüche bei der Frau sind Schenkelbrüche.
- Rezidive treten in etwa bei 8 Prozent der operierten Patienten auf.
- 25 Prozent der aktiven Fußballspieler leidet irgendwann unter einem Leistenschmerz.

## 2. Halbzeit – Auf dem Weg zum „Sieg"

**Leistenzerrung** Welcher Fußballer kennt sie nicht? Diese dumpfen, ziehenden Schmerzen in der Leistenregion nach einem intensiven Zweikampf, einem weiten Schritt auf dem nassen Rasen oder am Ende eines anstrengenden Spiels, bei dem man mehr als üblich gelaufen ist. Oft ist dieses ziehende Gefühl völlig harmlos und verschwindet nach kurzer Zeit, so dass man weiter trainieren und spielen kann. Diese kurzzeitigen Schmerzen mit geringer Intensität werden landläufig als Leistenzerrung bezeichnet – eine Überdehnung des Leistenbandes bzw. der queren Bauchmuskulatur. Der Schmerz hält nur kurz an, d.h. weniger als drei Tage, und außer einer schmerzhaften Funktionsstörung sind keine weiteren Veränderungen feststellbar. Bei einer begleitenden Nervenreizung kann es vorkommen, dass der Schmerz kurzzeitig in den Oberschenkel ausstrahlt.

**Leistenbruch (Leistenhernie)** Unter einem Leistenbruch versteht man einen Gewebedefekt in der Leistenregion. Wie im Kapitel **„Die Leiste: Was ist das eigentlich? Ein Blick auf die Anatomie"** bereits erwähnt, zeichnet sich die Leistenregion dadurch aus, dass sich dort im Laufe der frühkindlichen Entwicklung eine natürliche Schwachstelle ausbildet, der sogenannte innere Leistenring. Hierbei handelt es sich um ein Loch in der Bauchdecke, durch das beim

Mann der Samenstrang und bei der Frau das Mutterband läuft. In der weiteren Entwicklung schließt sich dieses Loch um den durchlaufenden Strang. Es verklebt. Kommt es nun durch Druckerhöhung im Bauchraum (sportliche Aktivitäten, Schwangerschaft, etc.) oder durch eine Bindegewebsschwäche zu einer Aufweitung dieses inneren Leistenrings, entsteht ein Leistenbruch.

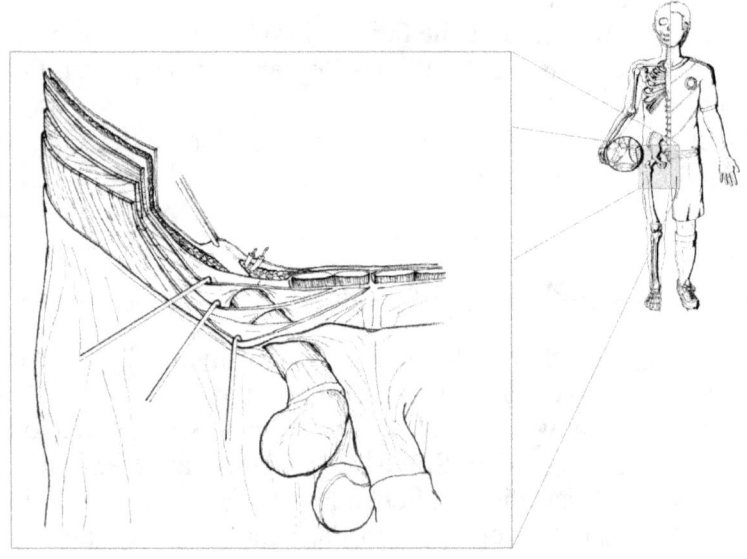

Abb. 6 Der Leistenbruch – ein Klassiker

Diese Art eines Leistenbruchs bezeichnet man als angeborenen Leistenbruch, weil er die natürliche, angeborene und nur verklebte Schwachstelle der Leistenregion für seinen Durchtritt nutzt. Die Folge ist eine sichtbare Schwellung in der Leistenregion. Eine weitere Schwachstelle schließt sich nach innen zum Schambein hin an. In diesem Bereich spannt sich eine feste Muskelhaut, die als Faszia transversalis bezeichnet wird. Sie neigt dazu, sich unter Belastung und Druckerhöhung im Bauchraum auszudehnen. Dies führt zu ihrer sackförmigen Erweiterung, die irgendwann als Schwellung in der Leistenregion sichtbar wird.

Die Häufigkeit von Leistenbrüchen bei jungen Patienten hat

vermutlich zwei Gründe: Zum einen führt die allgemein gestiegene körperliche Belastung bei verschiedenen Sportarten (Fitness) zu einer Zunahme der Druckbelastung. Zum anderen bieten die immer besseren Untersuchungstechniken, wie der Ultraschall, die Möglichkeit bereits kleinere, noch nicht tastbare Leistenbrüche, gut sichtbar zu machen. Vor Jahren hätte man diese Leistenbrüche noch nicht diagnostizieren können.

Es ist wichtig zu wissen, dass ein einmal entstandener Leistenbruch sich nicht wieder zurückbildet. Üblicherweise nimmt er mit der Zeit an Größe zu. Anfangs ist ein Leistenbruch nicht sichtbar, da er noch vom Gewebe der Bauchdecke bedeckt ist. Aber auch in diesem frühen Stadium kann er bereits Schmerzen verursachen. Diese werden allerdings in aller Regel durch den Druck auf die umgebenden Nerven ausgelöst und nur sehr selten durch die von den Patienten häufig gefürchtete Einklemmung. Hat der Leistenbruch den etwa drei Zentimeter langen, von Muskulatur bedeckten, sogenannten Leistenkanal passiert, tritt er am äußeren Leistenring (zusammen mit dem Samenstrang des Mannes oder dem Mutterband der Frau) aus und wird als Schwellung in der Leistenregion sichtbar.

**Krankheitszeichen** Wichtigstes Merkmal ist die Schwellung in der Leistenregion. Schmerzen sind selten. Treten sie dennoch auf, handelt es sich um einen reinen Leisten- bzw. Hodenschmerz durch die Reizung des Hodennerven (Nervus genitofemoralis), der den Samenstrang begleitet. Ab und zu treten Schmerzen auf, die bis in die Innenseite des Oberschenkels ausstrahlen – ebenfalls Folge einer Reizung des Leistennervs. Erstes Symptom ist häufig eine zurückdrückbare (reponible) Schwellung im Bereich der Leistenregion, die im Stehen (unter der Dusche) bemerkt wird und sich nach längerem Liegen zurückbildet. Nur sehr selten handelt es sich um schwer oder gar nicht zurückdrückbare Schwellungen. Ursache der Schmerzen sind Reizungen der durch die Leiste hindurchziehenden Nerven (N. genitofemoralis, N. ilioinguinalis, N. iliohypogastricus) sowie ihrer feinen Nervenverzweigungen.

**Untersuchungsmethode** Sie beschränkt sich zunächst auf die Untersuchung der Leistenregion durch den Arzt beim stehenden und liegenden Patienten. Große Leistenbrüche lassen sich bereits als Schwellung in der Leistenregion sehen und sind gut tastbar. Die meisten Leistenbrüche lassen sich gut zurück drücken (reponieren). Der Ultraschall kann zusätzliche Informationen zum Leistenbruch liefern. Eine MRT-Untersuchung ist bei einem Leistenbruch grundsätzlich nicht erforderlich – es sei denn, es gilt andere Erkrankungen auszuschließen. Bei der Untersuchung wird der Patient aufgefordert zu pressen oder zu husten, während der Zeigefinger des Arztes vom Hodensack her die weiche Schwellung in der Leistenregion tastet. Besteht ein Leistenschmerz ohne sichtbare oder tastbare Schwellung, ist eine Ultraschalluntersuchung der Leistenregion zwingend. Sie setzt die genaue Kenntnis des anatomischen Aufbaus der Leistenregion und ein gutes, hochauflösendes Ultraschallgerät voraus. Erfahrungsgemäß sollte eine solche Untersuchung am besten von einem in der Ultraschalluntersuchung erfahrenen Chirurgen vorgenommen werden.

> **Merke** Um fehlerhafte Befunde zu vermeiden, sollte eine Ultraschalluntersuchung der Leistenregion mit einem guten, hochauflösenden Ultraschallgerät und von einem erfahrenen Untersucher vorgenommen werden.

Ausreichend ist in den meisten Fällen eine Untersuchung des auf dem Rücken liegenden Patienten, der die Leistenregion entblößt hat. Das Pressen während der Ultraschalluntersuchung fördert den Leistenbruch am inneren Leistenring zu Tage. Sollte der Befund nicht eindeutig sein, kann der Patient ergänzend auch im Stehen untersucht werden. Die Ultraschalluntersuchung ist heutzutage ein sehr patientenfreundliches, schmerzfreies Untersuchungsverfahren und in der Lage, Veränderungen der Bauchwand und Leistenregion, darzustellen.
Bei einer Schwellung in der Leistenregion muss immer auch an einen Schenkelbruch und an eine Lymphknotenschwellung gedacht werden.

**Behandlung** Erfahrungsgemäß haben Patienten mit einem Leistenbruch große Angst davor, dass der Leistenbruch einklemmen könnte und damit zu schweren Komplikationen führt. Grundsätzlich ist dies zwar möglich, geschieht aber sehr selten. In meiner eigenen langjährigen Tätigkeit blieben solche Verläufe eine Rarität. Die meisten Leistenbrüche verursachen entweder nur geringe oder überhaupt keine Beschwerden. Sie lassen sich leicht zurückdrängen, sind also nicht eingeklemmt und somit ungefährlich. Die operative Behandlung besteht im Verschluss des Defektes in der Bauchdecke. Diese Operation ist nicht dringlich. In der Chirurgie spricht man in solchen Fällen von einem elektiven, also einem geplanten operativem Vorgehen. Patient und Arzt sollten den Befund besprechen und gemeinsam klären, wann der Zeitpunkt für eine operative Behandlung gekommen ist. Kleine schmerzlose Leistenbrüche müssen nicht operiert werden. Sollten sie an Größe zunehmen, ist eine Operation aber empfehlenswert. Eingeklemmte Leistenbrüche sollten zügig operiert werden. Ein plötzlicher, starker Bauchschmerz aufgrund eines eingeklemmten Leistenbruchs ist ein chirurgischer Notfall, der unverzüglich operiert werden muss.

**Die sogenannte „weiche Leiste"** Das Lieblingswort der Sportmediziner ist weiche Leiste.
Nahezu immer, wenn ein Patient mit einem unklaren Leistenschmerz in eine sportmedizinische Praxis geht und eine akute Verletzung ausgeschlossen wurde, heißt es nach einer kurzen Untersuchung: „Weiche Leiste!" Eine Diagnose, die sich dem Sportler unwiderruflich einprägt und noch Jahre später, wenn er wegen ähnlicher Beschwerden den Arzt aufsucht, von ihm erwähnt wird, als handele es sich um eine Art Fluch. Was aber hat es mit dieser mysteriösen weichen Leiste tatsächlich auf sich?

Unter einer weichen Leiste versteht man eine Schwäche der Bauchdecke im Bereich der Leiste, die die Hinterwand des Leistenkanals betrifft. Diese Hinterwand wird durch eine als „Faszia transversalis" bezeichnete Muskelhaut gebildet, die sich unter anderem zwischen dem inneren Leistenring und dem Schambein ausspannt. Die weiche Leiste wird umgangssprachlich auch „Sportler" – oder „Fußballerleiste" genannt.

Für den Patienten ist es wichtig zu wissen, dass eine weiche Leiste nicht von außen erkennbar ist. Die damit verbundenen typischen Leistenschmerzen können bis in den Ansatzbereich der Oberschenkelmuskulatur am Schambein reichen. Um die Diagnose einer weichen Leiste zu sichern, ist neben der Leistenuntersuchung mit dem Finger eine Ultraschall-Untersuchung notwendig. Im

Ultraschall kann man die Bewegung der tiefen Muskelhaut (Faszia transversalis) gut beobachten und ausmessen. Eine ungewöhnliche Vorwölbung dieser Muskelhaut führt dazu, dass auf die anatomischen Strukturen die sich oberhalb der Faszia transversalis befinden, Druck ausgeübt wird. Zu diesen druckbelasteten Strukturen gehören der Samenstrang (Symptom: Hodenschmerz) und die mit ihm verlaufenden Nerven (N. ilioinguinalis, N. iliohypogastricus, N. genitofemoralis); Symptom: Leistenschmerz, Hodenschmerz, Oberschenkelschmerz. Die weiche Leiste beschreibt damit einen anatomischen Grenzbefund zwischen einer normalen, stabilen und einer beginnend instabilen Bauchdecke.

---

**Merke** Eine weiche Leiste ist nicht sichtbar und nur selten tastbar. Sie kann aber sonographisch nachgewiesen werden.

---

**Krankheitszeichen** Die meisten Patienten, die eine Schwäche der vorderen Bauchwand haben, sind beschwerdefrei und müssen nie einen Arzt aufsuchen. Erst wenn zu einer Schwäche der vorderen Bauchwand eine intensive sportliche Belastung hinzukommt, klagen die Sportler über Leistenschmerzen. Diese Beschwerden ähneln denen, die Patienten mit Leistenbrüchen angeben: Schmerzen in der Leistenregion und auf der Innenseite des Oberschenkels, die zuweilen auch auf die Vorderseite des Oberschenkels ausstrahlen. Betroffen sind vor allem Sportler, die Ball- und Kontaktsportarten ausüben: Fußballer, Handballer, Eishockeyspieler, seltener auch Läufer. Die Schmerzen treten oft während der Belastung auf, können einige Zeit danach anhalten und verlaufen häufig „schleichend". Immer wieder berichten die Betroffenen von wiederholten Schmerzepisoden, nachdem der Schmerz zwischendurch schon scheinbar verschwunden war.

**Untersuchungsmethode** Sie umfasst die komplette Untersuchung der vorderen Bauchwand und der Muskulatur des Oberschenkels, einschließlich des Hüftgelenks und des Rückens. Damit sollen begleitende Erkrankungen in diesen Regionen ausgeschlossen werden, die mitunter ähnliche Beschwerden auslösen können. Zur Beurteilung der Oberschenkelmuskulatur sind einfache standardisierte Muskeltests, wie sie noch beschrieben werden, ausreichend.

Im Anschluss daran sollten die Iliosacralgelenke und die untere Lendenwirbelsäule bis zum Übergang in die Brustwirbelsäule routinemäßig untersucht werden.

Zur Darstellung der weichen Leiste reicht eine Ultraschalluntersuchung der Leistenregion völlig aus. Damit lässt sich die Bewegung der Faszia transversalis, während der Patient presst, sehr gut beobachten. Bewegt sich die Muskelhaut beim Pressversuch des auf dem Rücken liegenden Patienten mehr als drei Millimeter ist dies ein deutlicher Hinweis auf eine weiche Leiste.

**Behandlung** Zur Abgrenzung von anderen Erkrankungen sollte zunächst eine konservativ physiotherapeutische Behandlung eingeleitet und ggf. ergänzt werden durch eine Neuraltherapie, also das lokale Spritzen von Betäubungsmitteln in die Leiste – um die gereizten Nerven auszuschalten. Der Athlet wird nach der Behandlung aufgefordert, sich sportlich zu betätigen und die üblicherweise schmerzauslösenden Bewegungen gezielt auszuführen. Treten die Beschwerden unter Belastung immer wieder auf und kann keine dauerhafte Schmerzfreiheit erreicht werden, bleibt oftmals nur die Operation. Da es sich oft um junge, sportlich aktive Patienten handelt, sollte ein offenes, netzfreies Verfahren, also eine Operation nach Shouldice, angewandt werden.

**Schenkelbruch (Hernia femoralis) – Krankheitszeichen** Ein Schenkelbruch ist ein Gewebedefekt unterhalb des Leistenbandes, zwischen den Blutgefäßen für das Bein und der Adduktorenmuskulatur. Kurzzeitige Einklemmungserscheinungen bei der Bewegung des Hüftgelenks sind ebenso möglich wie Schmerzen, die in den Oberschenkel ausstrahlen. Bei eingeklemmten Schenkelbrüchen, besonders wenn der Dünndarm betroffen ist, sind Schmerzen häufig, und die Patienten berichten über eine Schwellung im Leistenbereich. Ist der Schenkelbruch eingeklemmt, berichten die Patienten einhellig über eine tastbare, oft nicht zurückdrückbare Leisten-Schwellung.

---

**Merke** Der Schenkelbruch ist eine häufige Erkrankung bei Frauen.

---

Die tastbare Schwellung ist meist unterhalb des Schambeinknochens

zu spüren und bei Druck mit intensivem Schmerz verbunden.
Um eine Lymphknotenschwellung in dieser Region auszuschließen sollte eine Ultraschalluntersuchung grundsätzlich durchgeführt werden.

**Behandlung** Schenkelbrüche werden operativ behandelt.


## Exkurs Leistenoperationen – eine Standardsituation. Viele Varianten sind möglich. Wähle die Richtige!

Heute haben die Patienten die Möglichkeit zwischen verschiedenen operativen Techniken zu wählen. Jede von ihnen versucht auf unterschiedliche Art einen sicheren Verschluss des Defektes in der Bauchwand zu gewährleisten.
Neben den offenen chirurgischen Verfahren existieren seit den 90iger Jahren des letzten Jahrhunderts sogenannte minimal-invasive Operationstechniken, die zunehmend Einzug in die Chirurgie halten. Warum es für eine scheinbar so simple Erkrankung wie den Leistenbruch so viele verschiedene operative Techniken gibt, ist natürlich eine berechtigte Frage. Der Grund ist aber schnell genannt: Keine der heute verwendeten Techniken, ob minimal-invasiv oder offen, ist den anderen Operationsverfahren wirklich so überlegen, dass sie als „Golden Standard" definiert werden konnte. Jede einzelne Technik besitzt bestechende Vorteile, aber auch Nachteile für den Patienten, die dieser kennen und zusammen mit seinem behandelnden Arzt abwägen sollte. Im Folgenden sollen die gängigen Operationsverfahren kurz erläutert werden. Dieser Abschnitt erhebt nicht den Anspruch auf Vollständigkeit. Ich werde mich darauf beschränken, als Entscheidungshilfe für den Patienten, die vier wesentlichen Operationstechniken vorzustellen.

Noch in den 80iger Jahren wurden Leistenbruch-OPs ausschließlich stationär ausgeführt. Die Patienten wurden mindestens zwei Tage vor der geplanten Operation aufgenommen. Nach der Operation hatten sie zumeist einen Drainageschlauch in der Wunde, der am zweiten Tag gezogen wurde. Die Wunden waren geschwollen, ausgedehnte Blutergüsse keine Seltenheit. Weit nach vorn gebeugt, die Drainageflaschen an ihren Schlafanzughosen befestigt, schlichen die Patienten über den Stationsflur. Niemand wurde vor dem achten oder neunten Tag entlassen. Zu groß waren die Schmerzen und der Respekt vor Komplikationen, wie Infektionen, Blutergüsse und Hodenschwellungen.

Dies alles gehört dank der rasanten Entwicklung der chirurgischen Techniken zum Glück der Vergangenheit an. Eine Leistenbruchoperation erscheint dem Patienten heute als ein kleiner, ungefährlicher Eingriff. Aber dies muss man etwas relativieren: Wie vor Jahrhunderten ist es auch heute noch ein Eingriff in einer sehr sensiblen Region, die vom Operateur ein hohes Maß anatomischer Kenntnisse verlangt. Standen früher insbesondere die Komplikationen während und nach der Operation im Zentrum, so beschäftigen die Chirurgen heute vor allem zwei Probleme: Das Erste ist der chronische Leistenschmerz nach einer Operation, also solche Schmerzen, die es vor der Operation nicht gab. Das Zweite Problem ist der Wiederholungsbruch, das sogenannte Rezidiv. Die Operationsverfahren unterscheiden sich hinsichtlich der Häufigkeit des Auftretens dieser Probleme.

Allein in Deutschland werden, auf 100 000 Einwohner gerechnet, jährlich etwa 150-200 Leistenbrüche operiert. Hochgerechnet auf die deutsche Bevölkerung ergibt das in etwa 100 000 bis 120 000 Leistenbruchoperationen pro Jahr. Bei den offenen chirurgischen Verfahren, wir erläutern an dieser Stelle die Verfahren nach Shouldice und Lichtenstein, wird direkt im Bereich der Leiste ein Schnitt gesetzt und der Leistenbruch bzw. das Loch in der vorderen Bauchdecke von außen verschlossen. Dies kann bei den offenen Operationen ohne oder mit Einlage eines Kunststoffnetzes in die Bauchdecke oberhalb der Muskulatur geschehen. Die Operation nach Shouldice, benannt nach ihrem Entdecker, verzichtet auf die Einlage eines solchen Kunststoffnetzes. Sie ist eine fremdkörperfreie Operationstechnik. Der Defekt in der Bauchwand wird mit körpereigenem Gewebe verschlossen. Diese Operationstechnik basiert darauf, durch die Verschiebung und die Dopplung des Gewebes (Faszien und Muskelschicht) die Bauchdecke zu stabilisieren: Aus einer ursprünglich dreischichtigen Bauchwand wird im Bereich der Leiste im Idealfall eine sechsschichtige. Ein Netz wird dabei nicht benötigt. Diese Methode eignet sich gut für junge Menschen, für sportlich Aktive und für Patienten, die nur einen kleinen Leistenbruch haben.

Neben dem Shouldice-Verfahren gibt es die erstmals von Lichtenstein beschriebene Methode, die deshalb auch Operation nach Lichtenstein genannt wird. Im Gegensatz zur Shouldice-Methode wird dabei der Verschluss des Bauchwanddefektes mit einem Kunststoffnetz erreicht. Die verwendeten Netze unterscheiden sich in ihrer Struktur, ihrem Material und Gewicht.

Die minimalinvasiven Operationstechniken wurden in den neunziger Jahren des letzten Jahrhunderts in die Chirurgie eingeführt. Auch dabei unterscheidet man zwei verschiedene Techniken. Beide wählen einen von der Leiste entfernten Zugang. Mit Hilfe einer kleinen Kanüle wird die Bauchhöhle bzw. ein Raum unmittelbar oberhalb dieser in Höhe des Bauchnabels punktiert und mit Kohlendioxid aufgefüllt.
Danach wird mit einem sogenannten Trokar ein etwas größeres Loch (10 mm) in den Bauchraum gebohrt und eine Kamera eingeführt. Unter Kamerabeobachtung werden nun noch zwei Arbeitskanäle in der Bauchdecke angelegt, durch die die Instrumente in die Bauchhöhle gelangen.
Die etwas ältere Operationstechnik, genannt TAPP (transabdominelle Vorgehensweise) nutzt den Bauchraum als Operationsraum, während bei der TEP-Technik (total extraperitoneales Vorgehen) ein virtueller Raum oberhalb des Bauchfells geschaffen wird, in dem die weitere chirurgische Präparation erfolgt. Bei beiden Methoden wird von der Seite der Bauchhöhle ein Kunststoffnetz (10x15 cm) vor den Defekt in der Bauchwand gelegt, das bei der TAPP Technik mit Titanklammern oder Gewebeklebern fixiert wird. Bei der TEP-Technik verzichtet man auf eine Fixierung des Netzes. Am Ende der Operation wird das Kohlendioxid abgelassen und die Stichwunden werden verschlossen.

Die Vorteile der minimalinvasiven Techniken bestehen im hohen postoperativen Komfort für den Patienten, verbunden mit einer hohen Belastbarkeit nach der Operation. Starke Schmerzen sind die Ausnahme. Vermutlich gibt es auch weniger Wiederholungsbrüche.
Ihr Nachteil: Sie ist ausschließlich in Vollnarkose und wegen möglicher Komplikationen (nicht sichtbare Nachblutungen, Darm- und Blasenverletzungen) sollte sie nur stationär erfolgen.
Die offenen Techniken sind schmerzhafter, in örtlicher Betäubung möglich, schwere Komplikationen treten praktisch nicht auf.

---

Ein letzter, aber entscheidender Punkt betrifft den Leistenschmerz nach Leistenoperationen, dem ein eigener Abschnitt in diesem Buch gewidmet ist. Er tritt nach Leistenoperationen nicht selten auf und ist nach einer minimalinvasiven Operation nicht oder nur sehr schwer therapierbar. Weder der gereizte schmerzauslösende Nerv ist in diesem Fall zugänglich, noch ist eine vollständige Netzentfernung möglich oder sinnvoll. Vermutlich wird es zukünftig so sein, dass sowohl die modernen Operationstechniken ihre Patienten finden als auch die bewährten älteren Verfahren, derer man sich so lange bedienen wird, bis es andere, klar überlegene Operationstechniken gibt.

Die nachfolgende Tabelle soll dem Leser eine Entscheidungshilfe geben. Sie gründet sich auf meine persönliche chirurgischen Erfahrungen der letzten zwanzig Jahre und nicht auf statistische Erhebungen. Wie in der Chirurgie oftmals, spielen individuelle Faktoren (Operateur, Patient) für die Entscheidungsfindung eine wichtige Rolle.

| | Stadium | MIC Technik | MIC Technik | Offene Operation | Offene Operation |
|---|---|---|---|---|---|
| **Leistenhernien** | | TAPP | TEP | Shouldice | Netz-techniken |
| **Einseitig** | 1 oder 2 | (X) | (X) | X | X |
| | 3 | X | X | (X) | X |
| **Beidseitig** | | X | X | (X) | X |
| **Sportlerleiste** | | | | X | |

X      vom Autor empfohlene Operation
(X)    alternativ mögliche Operation

## Exkurs Fäden und Netze

Die moderne Chirurgie ist ohne künstliche Materialien nicht mehr denkbar.
Bei den Fäden unterscheidet man danach, ob sie sich auflösen oder im Körper verbleiben. Die Resorptionszeit der resorbierbaren Fäden ist unterschiedlich lang. Die Entscheidung für einen bestimmten resorbierbaren Faden richtet sich nach der notwendigen zeitlichen

Stabilität, die durch die Naht erreicht werden muss. Nicht resorbierbare Fäden werden häufig verwendet, um die eingebrachten Netze im Gewebe zu fixieren.

Die in der Leistenchirurgie verwendeten Kunststoffnetze gehören in die große Gruppe der Implantate, die zu einem festen Bestandteil der modernen Chirurgie geworden sind. Ob es sich um Brustimplantate nach Brustkrebsoperationen handelt, um künstlichen Gelenkersatz, Herzklappenersatz oder die Gefäßprothese. In praktisch jedem medizinischen Fach werden heute Implantate genutzt, die im Wesentlichen zwei Anforderungen genügen müssen: Sie müssen belastbar sein und verträglich. Obwohl die Industrie beständig an ihrer Verbesserung arbeitet, zeigen Skandale, wie jüngst der um eingesetzte Brustimplantate in Frankreich, dass, trotz hoher staatlicher Auflagen, immer wieder minderwertige Implantate den Weg in den Operationssaal finden. Es würde zu weit führen, hier ausführlich über chirurgische Implantate zu berichten. Für die Leistenregion geht es vorrangig um den Einsatz von sogenannten Kunststoffnetzen, deren Aufgabe es ist, das instabile Gewebe in der Leistenregion zu verstärken. Diese können, wie wir bereits festgestellt haben, sowohl von innen, d.h. von der Seite der Bauchhöhle aus eingesetzt werden, oder auch von außen.

In Abhängigkeit von der Größe und dem Ort des Leistenbruchs stehen inzwischen verschiedene Netze und Netzformen zur Verfügung. Da der Leistenbruch die häufigste chirurgische Erkrankung darstellt, werden von der Industrie immer wieder neue, innovative Kunststoffnetze entwickelt. Im Vordergrund steht bei dieser Entwicklung eine hohe Gewebeverträglichkeit, geringe Fremdkörperreaktion, ausreichende Elastizität und hohe Reißfestigkeit verbunden mit einer möglichst geringen Schrumpfungstendenz. In der Vergangenheit verwendete unelastische und sich zusammenziehende Netze wurden von den Patienten nur schlecht vertragen.

Die heute verwendeten Netze unterscheiden sich auch hinsichtlich ihres Gewichtes und der Porengröße. Man unterscheidet leichte und schwere Netze, groß- und kleinporige Netze, nicht resorbierbare, teil- und vollständig resorbierbare Netze. Bei teilresorbierbaren Netzen wird ein Teil vom Körper aufgelöst, während das resorbierbare Netz nach einer gewissen Zeit vollständig durch körpereigenes Narbengewebe ersetzt wird. Die Resorptionszeit beträgt in der Regel zwischen 50 und 70 Tagen. Die verwendeten Netze bestehen fast überwiegend aus Polyprophylen, einem sehr gut verträglichen, nicht resorbierbarem Kunststoff. Inzwischen ist es üblich, diesem einen gewissen resorbierbaren Anteil beizumengen – meist Polygalctin. Die Größe der in die Leistenregion eingesetzten Netze variiert in Abhängigkeit vom gewählten Verfahren. Bei der Anwendung der minimalinvasiven Methode werden üblicherweise Netze einer Größe von 10x15 cm in die Schicht zwischen Bauchfell und vorderer Bauchdecke eingelegt. Bei den offenen operativen Verfahren, wie der Operation nach Lichtenstein, beträgt die Netzgröße etwa 6x11 cm. Diese Netze werden üblicherweise auf die Bauchmuskulatur gelegt und mittels Nähten fixiert.

Wie Billroth bereits Ende des 19. Jahrhunderts wegweisend forderte, haben die künstlichen Gewebsersatzstoffe entscheidend geholfen, die Operationsergebnisse zu verbessern. Durch ihren intensiven Einsatz wurde die Zahl der Wiederholungsbrüche gesenkt. Die unmittelbaren Schmerzen nach einer Leistenbruchoperation sind deutlich geringer geworden. Ein Krankenhausaufenthalt ist nur noch selten oder häufig gar nicht mehr nötig. Auch die Belastbarkeit der Leistenregion wird schnell wieder erreicht. Diesen zweifellosen Vorteilen stehen jedoch einige Risiken gegenüber: Sogenannte Serome, Narbenbeschwerden durch überschießende Fremdkörperreaktionen oder Netzentzündungen, Netz-Infektionen, -Verlagerungen und -Schrumpfungen. Beim Sportler mit Leistenschmerzen sollte deshalb sehr genau abgewogen werden, ob ein Kunststoffnetz eingesetzt wird. Trotz der Erfolge, die bei der Behandlung von großen Leistenbrüchen mit Netzen erzielt wurden, erscheint beim Sportler eine biologische Wiederherstellung der Bauchdecke mit einem netzfreien Operationsverfahren vernünftig und angebracht.

## 6.2 Wenn die Nerven ins „Spiel" kommen – neurologische Ursachen des Leistenschmerzes

### 1. Halbzeit – Thorsten Frings oder: Reine Nervensache!

Ich solle mir bitte einmal die Leiste von Thorsten Frings ansehen, um einen Bruch oder eine weiche Leiste auszuschließen, hatte der Mannschaftsarzt gesagt. Mehr wusste ich nicht, als Frings drei Stunden nach diesem Anruf in meiner Praxis stand. Es war, Mittwoch Nachmittag, die Sprechstunde war beendet, ich konnte mir genügend Zeit für ihn nehmen. Wir setzten uns in mein Zimmer und ich hörte mir in Ruhe seine Geschichte an.

Thorsten Frings war damals Mannschaftskapitän von Werder Bremen und hatte noch einen Vertrag für ein weiteres Jahr. Er gehörte zu den beständigsten und wichtigsten Spielern seiner Mannschaft und hatte sich bisher nur selten verletzt. Die schwerste Verletzung war eine Außenbandverletzung am Sprunggelenk gewesen. Aber seit etwa sechs Wochen hatte er unter Trainingsbelastung immer wieder Schmerzen in der rechten Leistenregion. Auslöser war seiner Ansicht nach ein Zweikampf, den er im Pokalfinale am Ende der ersten Halbzeit geführt hatte. Schon beim Gang in die Kabine hatte er einen merkwürdigen, leicht brennenden Schmerz verspürt, der sich fast punktuell in der rechten Leiste lokalisieren ließ. In der Pause wurde er vom Physiotherapeuten behandelt, ließ sich eine Schmerztablette geben und absolvierte die zweite Halbzeit ohne größere Probleme. Mit dem Pokalfinale war die Saison beendet und Frings trat seinen Urlaub an, in der Hoffnung, dass Ruhe und Erholung die Beschwerden in seiner Leiste heilen würden.

Doch auch nach vier Wochen hatte sich die Situation nicht grundsätzlich geändert: Nach wie vor hatte er Schmerzen bei plötzlichen Bewegungen. So begann er die Vorbereitung für die neue Saison. Frings wusste, dass gleich zu Beginn des Trainings im Juli ein Fitnesstest anstand und die neuen Laktatwerte. Wie in jedem Jahr galt es, in den letzten drei Wochen vor dem Beginn der Saison das

Training zu intensivieren, um konditionelle Defizite auszugleichen. Früher war ihm dies leichter gefallen. Aber inzwischen war er Mitte Dreißig und der Aufwand, den er betreiben musste, um wieder fit zu werden, wurde zunehmend größer.

Bereits nach zwei Tagen seines strengen Trainingsplans spürte Frings ein Unbehagen in der Leistenregion. Versuchte er zu sprinten, oder seine Bauchdecke zu dehnen, traten sofort dumpfe, brennende Leistenschmerzen auf, die sogar bis in den Hoden zogen. Frings brach das Training ab und konsultierte den Mannschaftsarzt, einen sehr erfahrenen Sportmediziner.

Drei Wochen Therapie durch Arzt und Physiotherapeuten besserten die Beschwerden ein wenig. Aber sobald Frings eine Bewegung machte, die seine Bauchdecke dehnte, trat der intensive Schmerz erneut auf. Dies war die Situation, in der ich ihn Ende Juni sah. Bis zum Beginn der Trainingsvorbereitungen für die neue Saison waren es nur noch zwei Wochen. Wenig Zeit, um ihn wieder fit zu machen. Eigentlich unmöglich. Und wir hatten keine präzise Diagnose, um überhaupt mit einer aussichtsreichen Therapie beginnen zu können; die Diagnose einer Leistenzerrung, anfangs noch einleuchtend, hatte sich schon durch die Dauer der Beschwerden als falsch erwiesen, weil eine Leistenzerrung niemals derartig hartnäckige Schmerzen verursacht und eine professionelle physiotherapeutische Behandlung innerhalb kürzester Zeit zu einer Besserung hätte führen müssen.

Während ich Frings' Bericht folgte, versuchte ich das Rätsel seiner Beschwerden zu lösen. Ich hoffte für ihn, dass es sich entweder um einen Leistenbruch oder um eine weiche Leiste handelte – auch wenn es der Mannschaftsarzt in unserem Telefonat für unwahrscheinlich gehalten hatte. Beides würden wir an diesem Nachmittag mit einer einfachen Ultraschalluntersuchung feststellen können. Was einen gewissen Anlass zur Hoffnung gab war, dass der Mannschaftsarzt beim Blick auf das aktuelle MRT zumindest eine Schambeinentzündung recht sicher ausgeschlossen hatte. Ich begann mit der Untersuchung: Alle üblichen Muskel- und Gelenktests ergaben: Nichts! Die Muskulatur war kräftig, und wenn man die Oberschenkel testete, ließ sich kein Schmerz auslösen oder eine Schwäche feststellen; gleiches galt für die Bauchmuskulatur, die Hüftgelenke und seinen Rücken. Mir blieb nur noch die

Ultraschalluntersuchung: Vielleicht wäre es ja wirklich ein Leistenbruch!

Ich begann mit der Untersuchung und scannte Schicht für Schicht seiner Leistenregion – keine Spur von einem Leistenbruch! Wieder und wieder ließ ich ihn pressen, um den Druck im Bauchraum zu erhöhen und so vielleicht doch einen kleinen versteckten Bruch oder eine weiche Leiste zu entdecken – aber die Leiste von Frings war völlig in Ordnung. Ich dehnte die Ultraschalluntersuchung, hauptsächlich um etwas Zeit zum Nachdenken zu gewinnen, auf weitere Organe aus. Untersuchte den Unterbauch, die Hüftgelenke, ließ ihn sich hinstellen und sah mir die Leiste noch einmal im Stehen an. Aber ich fand nichts.

Bevor er sich wieder anzog, zeigte er mir noch einmal die Bewegung, mit der er den Schmerz auslösen konnte.
Er stellte sich aufrecht vor mich hin, und nahm das rechte Bein weit zurück. So konnte er ausreichend Spannung auf die Bauchdecke bringen, und wenn er sich jetzt mit dem Oberkörper etwas drehte, konnte er den Schmerz sofort provozieren und mit dem Finger auf den Punkt des maximalen Schmerzes deuten. Ich markierte ihn mit einem Edding und bat ihn, sich noch einmal hinzulegen.

Der Punkt befand sich genau im Verlauf des Leistennervs, sehr weit seitlich, außerhalb der eigentlichen Leistenregion, aber eindeutig im Verlauf des Nerven. Das war möglicherweise die Lösung. Ich war erleichtert, einen Verdacht zu haben und zugleich ungeduldig darauf, ihn zu erhärten. Die Suche nach den verborgenen Ursachen des Leistenschmerzes hat oft etwas Detektivisches und die Freude über jedes Indiz wird schnell von der Ungeduld abgelöst, zum Kern des Problems vorzudringen. Ich erklärte Frings was vermutlich die Ursache für seinen wochenlangen Schmerz war.

Er musste sich, davon war ich nun überzeugt, bei seinem Zweikampf tatsächlich eine Zerrung der Bauchdecke zugezogen haben. Aber dies war leider nicht die einzige Verletzung an diesem Tag gewesen: Man muss wissen, dass durch die Bauchdecke der Leistenregion drei Nerven verlaufen, die die Haut der Leistenregion, des Hodens und des inneren Oberschenkels versorgen, aber auch für die Schmerzwahrnehmung in der Tiefe der Muskulatur verantwortlich

sind. Drei Störenfriede mit Namen, die man sich nicht merken muss, aber an die man zumindest denken sollte, wenn man unklare brennende Leistenschmerzen hat:
Nervus ilioinguinalis, Nervus iliohypogastricus und Nervus genitofemoralis.

Ich schlug Thorsten Frings vor, meinen Verdacht umgehend zu überprüfen. Es würde genügen, erklärte ich ihm, die Nerven mit einem lokalen Betäubungsmittel auszuschalten und den Schmerztest noch einmal zu wiederholen. Würde er den Schmerz nicht mehr auslösen können, wäre dies der Beweis für die Richtigkeit meines Verdachts. Frings, der wusste, dass er keine Zeit zu verlieren hatte, willigte sofort ein: Ich spritzte ihm das Betäubungsmittel in die Leiste. In der Zeit bis es zu wirken begann, sah ich mir noch einmal die MRT-Bilder an, die völlig unauffällig erschienen. Zehn Minuten nach der Spritze führten wir noch einmal den Spannungstest für seine Bauchdecke durch: Der Schmerz war nicht mehr auslösbar.
Thorsten Frings war zufrieden, aber das Entscheidende stand ihm noch bevor. Ich erklärte ihm, welche Behandlungsmöglichkeiten es meiner Ansicht nach für ihn gab: Entweder eine mindestens zweiwöchige Spritzenbehandlung, in der Hoffnung, den gereizten Nerv wieder zu beruhigen – die Chancen dafür standen nicht schlecht. Oder aber, man würde den Nerv freilegen, ihn aus seiner Verwachsung befreien und durchtrennen. Die Erwähnung einer Nervendurchtrennung verursacht bei den Patienten immer ein gewisses Unbehagen. Tatsächlich kann man aber die Leistennerven durchtrennen – ohne ernsthafte Probleme fürchten zu müssen – weil sie keinerlei motorische Funktionen erfüllen. Ihre chirurgische Durchtrennung führt lediglich zu einer Änderung der Hautempfindlichkeit, also einer leichten Gefühlsstörung der Haut.

Frings hörte sich alles in Ruhe an. Da er nur wenig Zeit zu verlieren hatte, kam für ihn eine Injektionsbehandlung nicht in Frage: Wir einigten uns auf die Operation. Er sprach mit seinem Trainer, während ich mit dem Mannschaftsarzt telefonierte. Am nächsten Morgen um 7.30 Uhr lag Frings auf dem Operationstisch. Wir durchtrennten den Nerv.
Als ich bei ihm am darauf folgenden Tag zur Visite war, hatte er fast keine Schmerzen mehr. Lediglich der Wundschmerz machte ihm noch ein wenig zu schaffen. Seine Frau holte ihn am Abend ab und

er fuhr zurück in seinen Heimatort. Sechs Wochen nach der Operation, zum Eröffnungsspiel der Saison, stand er mit seiner Mannschaft auf dem Platz. Seine Leistenschmerzen hatte er da schon lange vergessen.

Halbzeitpause – 3 Nerven reizen die Leiste!

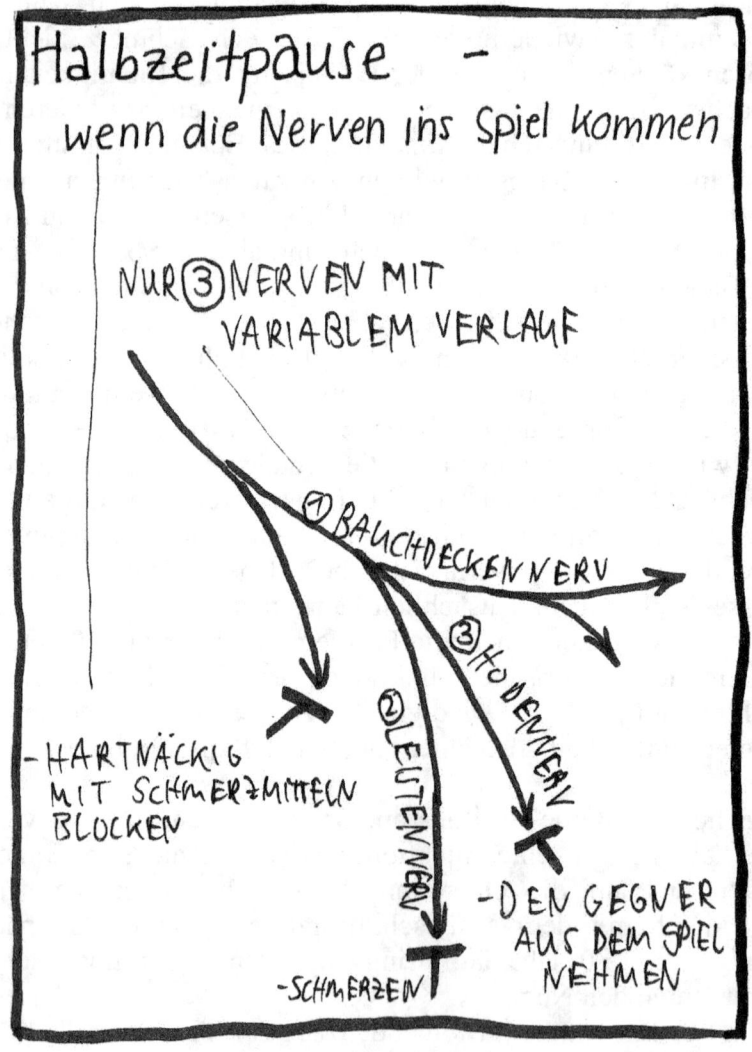

Abb. 7 Nervenverletzungen sind selten aber werden oft verkannt

Unter einem Kompressionssyndrom versteht man eine Erkrankung, die durch eine Erhöhung des Drucks in einem abgeschlossenen Raum des Körpers ausgelöst wird. Am bekanntesten sind Kompressionssyndrome der Muskulatur, die als „Kompartmentsyndrom" bezeichnet werden.

Unter einem Kompressionssyndrom der Leistennerven wird eine Erkrankung verstanden, die durch eine Druckschädigung der durch die Leiste ziehenden Nerven verursacht wird. Wie bereits im Kapitel *Die Leiste: Was ist das eigentlich?* beschrieben, wird diese von verschiedenen Nerven passiert, die als Folge von Verletzungen, etwa Blutungen mit Narbenbildungen, eingeengt werden können. Als Auslöser eines solchen Nervenkompressionssyndroms kommen aber auch Narbenbildungen nach Operationen in Frage. Denkbar ist aber auch eine Reizung der Leistennerven durch übertriebenes Training der unteren schrägen Bauchmuskulatur, die kräftiger werdend, den Nerven zunehmend fesselt. Chronisch gereizte oder auch geschädigte Nerven lösen Schmerzen aus.

- Zwischen 2 Prozent und 5 Prozent aller operierter Patienten, leiden nach einer Leistenoperation an einem chronischen Leistenschmerz
- Die daraufhin in einem zweiten operativen Eingriff durchgeführte Nervendurchtrennung führt bei etwa 2/3 der Patienten zu guten und sehr guten Langzeitergebnissen.
- Etwa 1/5 der operierten Patienten sind mit dem Operationsergebnis einer solchen Nervendurchtrennung nicht zufrieden.

## 2. Halbzeit – Auf dem Weg zum „Sieg"

**Kompressionssyndrome der Leistennerven** (Nervus ilioinguinalis, Nervus iliohypogastricus und Nervus genitofemoralis) – **Krankheitszeichen** Die Sportler geben oft einen dumpfen oder brennenden Leistenschmerz an. Er ist einseitig und strahlt gelegentlich in die Oberschenkelinnenseite aus. Ein eindeutiges auslösendes Schmerzereignis wird nur selten benannt. Ein oft klarer Hinweis für eine Nervenreizung in der Leistenregion sind Hodenschmerzen.

Ab und zu findet sich ein Schmerz im Bereich der Leistenregion, der durch die Anspannung der Bauchdecke ausgelöst werden kann –

beispielsweise bei der Aufforderung zu einem Situp oder (in Rückenlage) beim gestreckten Anheben beider Beine. Hierbei kommt es vermutlich durch eine Kontraktion der queren Bauchmuskulatur zu einer Reizung der Nerven bei ihrem Durchtritt durch die Muskulatur der Bauchdecke. Diese Reizung kann einen Schmerz auslösen, der bis in die Adduktoren hinab reichen kann.

**Untersuchungsmethode** Die Verdachtsdiagnose einer Nervenreizung ergibt sich aus der Erhebung der Krankengeschichte, der Untersuchung und dem oft fehlenden krankhaften Befunden im Rahmen der Untersuchung (Ultraschall/Röntgen und MRT). Hilfreich ist ein Test, bei dem mit einem kurz wirksamen Betäubungsmittel (Lokalanästhetikum), das in die Leistenregion gespritzt wird, die Nerven betäubt werden. Kommt es zu einer prompten Besserung der Beschwerden, spricht dies für ein Nervenkompressionssyndrom.

**Behandlung** Zunächst können Schmerzmittel oder Physiotherapie (Reizstrom) verordnet werden, ergänzt durch eine sogenannte Neuraltherapie. Lässt sich mit dieser Behandlung keine anhaltende Besserung erreichen oder ist der Patient nicht bereit, diese oft wochenlange Behandlung auf sich zu nehmen, kann die Leistenregion operativ freigelegt werden. Der Nerv wird dabei gelöst und neu eingebettet. Da dieses Verfahren mit der Gefahr von erneuten Verwachsungen des Nervs und daraus folgenden Schmerzen verbunden ist, sollte eine Nervendurchtrennung durchgeführt werden. Dabei kommt es, wie bereits erwähnt, lediglich zu Ausfällen der Hautempfindlichkeit im Bereich der Leiste.

**N. obturatorius Kompressionssyndrom** Der Nervus obturatorius ist ein Nerv, der sowohl sensible als auch motorische Funktionen hat. Er verläuft tief im Becken und zieht hinter der Leistenregion durch das sogenannte Foramen obturatorium in den Oberschenkel – zwischen die Adduktorenmuskeln in Richtung Kniegelenk. Er ist für die Versorgung der Adduktorenmuskeln von wesentlicher Bedeutung. In seinem Verlauf durch das Becken und durch den Oberschenkel kann es zu Reizungen und Einklemmungen des Nervs kommen.

**Krankheitszeichen** Es handelt sich um ein sehr seltenes Krankheitsbild, das lediglich der Vollständigkeit halber erwähnt werden soll. Die Patienten geben gewöhnlich einen tiefen Schmerz auf der Innenseite des Oberschenkels an, der nicht präzise lokalisiert werden kann. Der Schmerz wird bei Belastung ausgelöst und führt zu einer spürbaren Schwäche der Adduktoren. Damit häufig verbundene Missempfindungen im Bereich des mittleren Oberschenkels sind ein sicheres Indiz für diese Erkrankung.

Außer Missempfindungen und den erwähnten muskulären Schwächen gibt es keine weiteren typischen Symptome für dieses sehr seltene Einengungssyndrom.

**Untersuchungsmethoden** Das Röntgen und die MRT führen zu keiner sicheren Diagnose. Eine Elektroneurographie (ENG) kann die Störung der Nervenfunktion aufzeigen, die Elektromyographie (EMG) die muskuläre Schwäche in den Adduktoren des Oberschenkels. Ergänzend führt eine Blockade des Nervus obturatorius mit einem Lokalanästhetikum (Procain oder Lidocain 1%) zu der typischen, dem Patienten bekannten Schwäche. Die Schmerzen lassen sich dann allerdings nicht mehr auslösen.

**Behandlung** Ein konservativer Therapieversuch mit lokalen Injektionen (Procain und Traumeel), physikalische Maßnahmen (Ultraschall und Interferenzstrom), Gewebemassage und entzündungshemmende Schmerzmedikamente (nichtsteroidale Antiphlogistika) können versucht werden. Führt diese konservative Behandlung zu keiner Besserung sollte eine operative Freilegung (Neurolyse) des Nervs erfolgen. Da es sich um einen selten durchgeführten Eingriff handelt, sollte man einen erfahrenen Nervenchirurgen aufsuchen.

## Exkurs Der chronische Leistenschmerz nach der Leistenoperation

Darunter versteht man einen länger als 3 Monate anhaltenden Leistenschmerz, der sich, statistisch betrachtet, nach etwa 0,5-6 Prozent aller Leistenbruch-Operationen einstellt. Maximal sechs von 100 operierten Patienten leiden also nach der Operation an einem länger als sechs Monate anhaltenden Leistenschmerz. Er unterscheidet sich von den Beschwerden, über die der Patient vor der Operation geklagt hat. Es handelt sich also nicht um einen weiterhin bestehenden, sondern um einen neuen Schmerz.

Die Gründe dafür können unterschiedlich sein:

1. Verletzungen der Leistennerven während der Operation
2. Narbenbildungen mit Einschluss der Nerven
3. Entzündungen mit eingelegten Netzen in der Leistenregion

**Krankheitszeichen** Bei dieser Form des chronischen Leistenschmerzes ist eine Operation vorausgegangen. Sie kann sowohl nach OPs von Leistenbrüchen als auch bei jenen der weichen Leiste, aber auch nach urologischen oder gynäkologischen Operationen auftreten, und zwar unabhängig von der gewählten Operationstechnik. Stets berichten die Patienten darüber, dass unmittelbar nach der Operation ein neuer, ihnen bis dahin nicht bekannter Schmerz auftritt. Häufig betroffen sind Patienten, die bereits mehrfach an der Leiste operiert wurden.

Neben einer Untersuchung der Leistenregion geht es vor allem darum, begleitende Erkrankungen, die einen ähnlichen Schmerz auslösen können, auszuschließen: Vor allem also Hüfterkrankungen, wie das Impingmentsyndrom (Einklemmungssyndrom) des Hüftgelenks und Entzündungen der Adduktorensehne. Allerdings spricht das plötzliche Auftreten dieses Schmerzes nach einer Leistenoperation in den meisten Fällen gegen eine Begleiterkrankung. Eine Palpation des äußeren Leistenrings ist sicherlich sinnvoll, um größere Wiederholungsbrüche auszuschließen, die allerdings in unmittelbarer Folge einer Operation selten sind. Kleinere Wiederholungsbrüche am inneren Leistenring können durch reines Tasten meist nicht erfasst werden.

**Untersuchungsmethoden** Neben der manuellen Untersuchung des Patienten kann man mit dem Ultraschall schnell einen Überblick über akute Begleiterkrankungen gewinnen: des Hüftgelenks, der Oberschenkel, die Muskulatur oder auch Operationsfolgen wie Blutergüsse oder Ansammlungen von Gewebsflüssigkeit (Serome). Auch kleine neue, sogenannte Wiederholungsbrüche am inneren Leistenring können so festgestellt werden. Wurde bei der vorangegangenen Operation ein Netz in die Bauchdecke eingelegt, kann man versuchen, eventuelle Verlagerungen dieses Netzes sichtbar zu machen.

Dies ist aber in der Regel nur schwer möglich. Gelegentlich lässt sich das Netz als wellenförmige Struktur in der Bauchdecke erkennen.

**Behandlung** Erträgliche Schmerzen nach einer Operation lassen sich gut mit regelmäßiger Neuraltherapie oder auch Schmerzmitteln behandeln. Bei anhaltenden unerträglichen Leistenschmerzen sollte eine Zerstörung der Leistennerven durch Hitze vorgenommen werden: Eine sogenannte „thermische Neurektomie." Dabei werden die Leistennerven durchtrennt. Da diese, wie bereits erwähnt, keine motorische Funktion haben, ist lediglich mit einer Gefühlsschwäche im Leistenbereich zu rechnen. Der Zeitpunkt bis zur Durchführung einer solchen Operation sollte nicht zu spät gewählt werden, um eine Chronifizierung der Schmerzen zu vermeiden. Da nicht jede dieser Operationen den vom Patienten gewünschten Erfolg bringt, sollte vor einer Operation die Intensität des chronischen Leistenschmerzes mit der bereits erwähnten visuellen Analogskala objektiviert werden. Mit einem Schmerztagebuch und dieser Skala lassen sich operative Therapieerfolge zuverlässiger beurteilen.

---

**Merke** Neue Leistenschmerzen nach Leistenoperationen sind nicht selten. Sie betreffen zwischen 0,5 und 6 Prozent der operierten Patienten. Ein solcher Leistenschmerz ist nur schwer behandelbar.

---

# 6.3 Ein besonderes Phänomen „Der ungeliebte Star" – Die Schambeinentzündung

*The pure and simple truth is rarely pure and never simple.*

*O. Wilde*

## 1. Halbzeit – Immer locker, aber bitte nicht an den falschen Stellen

R., Anfang fünfzig, ein großer, kräftiger Mann, zwei erwachsene Kinder. Seit R. denken kann, spielt er Fußball, immer in Vereinen, zu seinen besten Zeiten in der Verbandsliga. Mit vierzig hatte er sich einer Altherrenmannschaft in Berlin angeschlossen, die sich einmal in der Woche, meist montags, zum Fußball traf. Anfangs im offensiven Mittelfeld, war er in den letzten Jahren langsam in der Mannschaft nach hinten gerutscht: Inzwischen war er Außenverteidiger.

Eigentlich konnte R. zufrieden sein, war es aber nicht. Er spürte, dass er allmählich körperlich abbaute, an Gewicht zunahm und schneller erschöpft war als früher; kurz, dass sich das Alter langsam an ihn heranschlich.

Mit fünfzig hatte er, mehr auf Drängen seiner Frau, zum ersten Mal in seinem Leben einen Hausarzt aufgesucht, der ihm Blut abnahm, eine Blutdruckmanschette um seinen Arm legte und von ihm verlangte, dass er auf einem Fahrrad strampelte, um ein Belastungs-EKG zu schreiben.

Bei allen Untersuchungen schnitt R. weder schlecht, noch sonderlich gut ab. Seine Blutfettwerte waren etwas erhöht, der Blutdruck im Grenzbereich des Erlaubten und auf dem Fahrradergometer musste er wegen völliger Erschöpfung bei einer Belastung abbrechen, die knapp unterhalb des für sein Alter zulässigen Wertes von 170 Watt lag. R., der immer angenommen hatte, er sei ein fitter, attraktiver Fünfzigjähriger, der den interessantesten Teil seines Lebens noch vor sich haben könnte, wurde faktisch eines Besseren belehrt: Er war alt, verfettet und sein Herz verhielt sich unter Belastung wie ein unzuverlässiges Auto, mit dem man lieber keine weiten Reisen mehr unternahm.

Er fühlte sich schlecht.

Man konnte vielleicht nichts gegen das Altern unternehmen, sagte sich R., aber wohl etwas für seine Fitness tun, und so beschloss er, seinem Leben eine neue Richtung zu geben. In der Silvesternacht des Jahres 2006 nahm er sich vor, im kommenden Jahr einen Halbmarathon zu laufen und sich auf einen kleinen Triathlon vorzubereiten, und verkündete dies seinen skeptischen Freunden.

R. wusste, dass er nun intensiv trainieren musste, zwei bis drei Stunden täglich. Er kündigte seine Stelle als Koch, die für seine neuen Ziele zu wenig Freizeit bot und nahm einen Job bei einer Sicherheitsfirma an, bei der er nur nachts arbeiten musste und tagsüber genug Zeit für das Training hatte. Er verkaufte sein Auto und schaffte sich ein Fahrrad an. Außerdem stellte er seine Ernährung um.

Sein Leben war nun ein anderes: Je intensiver er Sport trieb, desto mehr sehnte er sich danach. Bald begann er damit, ein Sporttagebuch zu führen, in das er seine Ergebnisse minuziös notierte. In der Woche lief er nun durchschnittlich 60 Kilometer. Er ging zweimal zum Schwimmen, jeweils etwa 4000 Meter, und am Wochenende fuhr er 130 Kilometer mit dem Fahrrad.

An einem Spätsommertag des Jahres 2007 hatte er am Morgen, bei dem Versuch einen Bus zu erreichen, die Straße mit großen Schritten überquert und einen heftigen, stechenden Schmerz in der Nähe seiner Blase verspürt. Sein Gang war blockiert, er stand buchstäblich auf der Stelle, konnte nur zusehen, wie der Bus an der Haltestelle einen Moment wartete und dann ohne ihn davon fuhr.

Nachdem sich der Schmerz in seinem Unterleib langsam gelegt hatte, setzte er vorsichtig und sehr langsam einen Schritt vor den anderen. Nur nicht wieder diesen heftigen Schmerz auslösen. Er ging langsam zum Haus zurück, stieg die Treppen hinauf zur Wohnung und rief bei seiner Arbeitsstelle an, dass er nicht erscheinen würde. Da er in den vergangenen Nächten, für ihn gänzlich neu, erheblichen Harndrang verspürt hatte, der ihn immer wieder gezwungen hatte, aufzustehen, ging er, einen Zusammenhang vermutend, zunächst zum Urologen. Der Verdacht auf eine Entzündung der Blase bestätigte sich dort allerdings ebenso wenig wie der auf eine der

Prostata. Der Arzt eröffnete R., dass er gesund sei, und er nichts für ihn machen könne. Vorsichtshalber gab er ihm dennoch ein Antibiotikum für die Prostata: „Na sicher wissen kann man es ja nie!"

Doch auf dem Weg nach Hause trat der mysteriöse Schmerz erneut auf. Wieder konnte R. keinen Schritt mehr gehen. Am Straßenrand stehend hielt er nach einem Taxi Ausschau, das ihn schließlich nach Hause brachte. An diesem Nachmittag rief er seinen Mannschaftskollegen von der Alte-Herren-Mannschaft an und meldete sich erst einmal vom wöchentlichen Fußball ab.

Am nächsten Tag ging er zu seinem Orthopäden, Dr. B., der sich seine Geschichte anhörte, wirkte ebenso ratlos wie zuvor der Urologe. Er untersuchte R.s Rücken und die Hüftgelenke, fand aber nichts Auffälliges. R. erhielt eine Packung Schmerzmittel, die er zusätzlich zu dem Antibiotikum einnehmen sollte und ein Rezept für die Physiotherapie. „Man weiß ja nie so recht, ob es nicht doch der Rücken ist, in unserem Alter!" sagte der Orthopäde, lächelte und schüttelte ihm die Hand.

Nachdem sich nichts am Zustand geändert hatte und er nach 14 Tagen wieder bei Dr. B auftauchte, schickte ihn dieser in meine Praxis, mit der Bitte R.s Leisten zu untersuchen. „Vielleicht steckt ja hinter Ihren Schmerzen ein unentdeckter Leistenbruch, der immer mal wieder einklemmt", hatte er ihm gesagt. Vermutlich hätte er sich einen Leistenbruch gewünscht, als er an diesem Donnerstagnachmittag in meine Praxis kam. Aber die Untersuchung brachte ein ganz außergewöhnliches Krankheitsbild zu Tage, das auch ich bisher noch nie gesehen hatte: Eine ausgeprägte Lockerung der Symphyse.

Vielleicht war es die Folge einer Fußballverletzung, wahrscheinlicher aber war es die hohe Laufleistung von R., die zu einer Überlastung der Bandverbindung zwischen beiden Knochen geführt hatte. Der Versuch des Körpers, diese Symphysenlockerung zu stabilisieren, hatte bei R. zu einer großen Knochenneubildung, so groß wie ein Hühnerei, zwischen Symphyse und Harnblase geführt. Diese verursachte die Blasenbeschwerden und den Harndrang. Aber der neugebildete Knochen war nicht fest genug, um die Symphyse wieder zu stabilisieren. Immer wieder kam es zu einer Art Verhakung der beiden Beckenhälften im Bereich der Symphyse und deshalb zu den heftigen Schmerzen, die R. zwangen, stehen zu bleiben.

Ich zeigte R. die Röntgenbilder mit der Knochenneubildung an der Symphyse. Wir machten noch eine MRT-Untersuchung, die das Ausmaß der Knochenneubildung beeindruckend zeigte. Drei Wochen später wurde er operiert. Über einen quer verlaufenden Schnitt im Unterbauch wurden die beiden Schambeinknochen und die zwischen ihnen liegende Symphyse freigelegt. Dann wurde der neugebildete Knochen am Symphysenspalt von beiden Schambeinknochen komplett entfernt. Ein Knochenblock, der exakt die Größe des aus der Symphyse entfernten Knochens hatte, wurde aus dem linken Beckenknochen genommen, in den Spalt zwischen den Schambeinen eingesetzt und mit einer Titanplatte fest verschraubt.

Am neunten Tag nach der Operation begann eine Physiotherapeutin, ihn schrittweise an einem Rollator zu mobilisieren. R., der noch vor einem halben Jahr 60 Kilometer in der Woche gejoggt war, Fußball gespielt und sich auf einen Triathlon vorbereitet hatte, musste nun ganz von vorn beginnen. Er lernte wieder laufen und Treppen steigen. Zwei Wochen nach der Operation, die Fäden waren gerade gezogen worden, trat R. eine sechswöchige Rehabilitationskur an.

Ich hatte ihn nicht vergessen, aber nicht erwartet, dass er sich noch einmal in meiner Praxis vorstellen würde. Doch eines Tages, die Operation lag drei Monate zurück, war R. der letzte Patient in meiner Sprechstunde. Er hatte keinerlei Schmerzen mehr, sein Gang schien vollständig normalisiert. Seit zwei Wochen konnte er jetzt völlig auf seine Unterarmgehstützen verzichten. Bald, davon war ich überzeugt, würde er wieder mit seinem Triathlon Training beginnen.

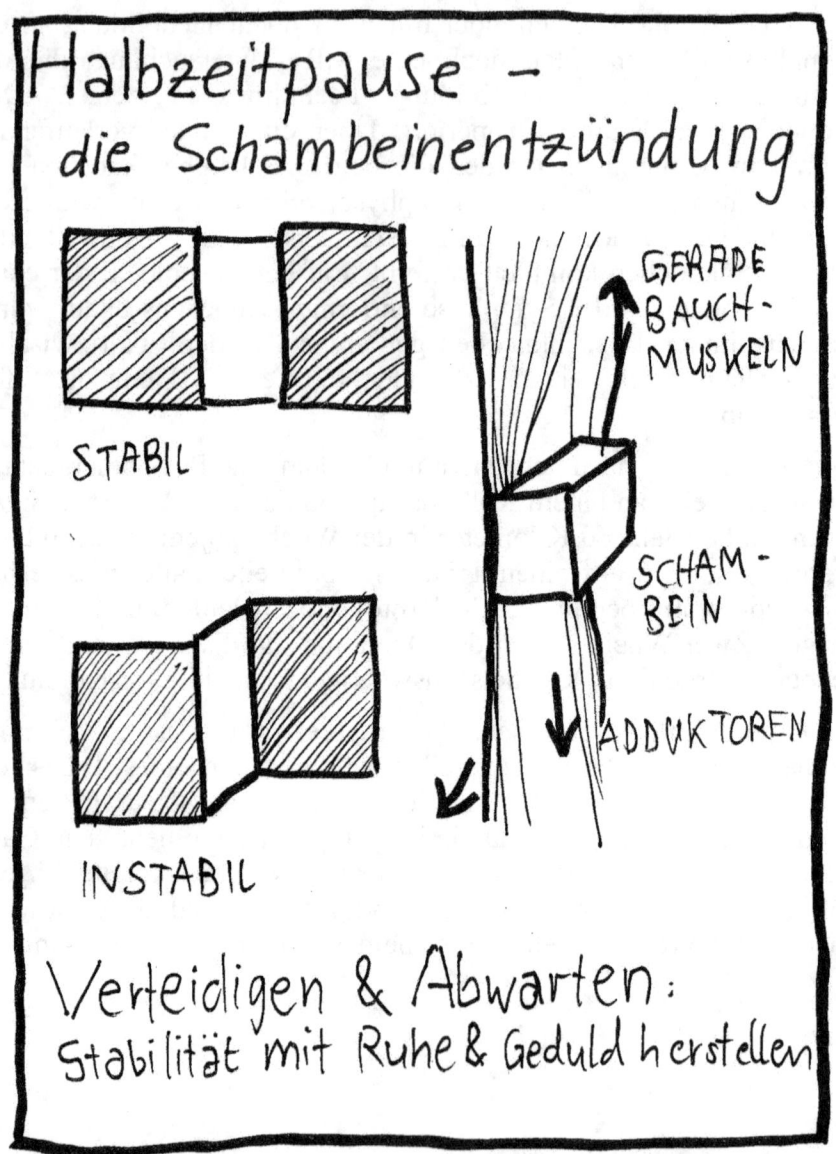

Abb. 8 Die Schambeinentzündung – Geduld ist gefragt

*Schambeinentzündung*      *Ermüdungsbruch*
*Symphyseninstabilität*      *secondary cleft*

# 2. Halbzeit – Auf dem Weg zum „Sieg"

**Schambeinentzündung (Ostitis pubis)** Damit eine Erkrankung in der Öffentlichkeit ausreichend wahrgenommen wird, muss sie erstens mit einer gewissen Häufigkeit auftreten und zweitens müssen Personen von öffentlichem Interesse betroffen sein. Beides trifft für die Schambeinentzündung zu. Was sie außergewöhnlich macht, ist ihre Unberechenbarkeit. Grundlos scheint sie diesen oder jenen Sportler zu ereilen. Dabei macht sie weder vor den Spielern der Fußballnationalmannschaft halt, noch vor einem Spieler, der gerade durch sein ganz außergewöhnliches Talent zu großen Hoffnungen Anlass gibt. Sie scheint Karrieren zu beenden oder im Keim zu ersticken. Die Medizin, so fortschrittlich sie in vielen Bereichen bereits ist, wenn es um die Behandlung der Schambeinentzündung geht, macht scheinbar eine schlechte Figur.

Eine solche Verletzung ist oft mit monatelangen Schmerzen verbunden, die dem Athleten die Ausübung seines Sports unmöglich machen. Das ist der Grund, weshalb eine so panische Angst vor dieser Diagnose besteht.

Der folgende Abschnitt soll betroffenen Sportlern etwas von dieser Angst nehmen und auch erklären, weshalb nicht jede Entzündung des Schambeinknochens gleichbedeutend mit einer monatelangen Pause ist.

Unter der Schambeinentzündung (Ostitis pubis) versteht man eine entzündliche Reizung des Schambeinknochens. Das Schambein ist der vordere Teil der Beckenhälfte. Die beiden Schambeine werden, wie in der Abb. 9 gezeigt, vom Symphysenspalt getrennt. Es handelt sich um ein straffes Gelenk, das einen bindegewebigen Knorpel besitzt und durch einen Bandapparat fest verbunden ist. Die Beweglichkeit des Symphysenknochens ist mit weniger als zwei Millimeter nur sehr gering. Anatomisch setzen an diesem Knochen die Adduktoren- und die gerade Bauchmuskulatur an. Zusätzlich schließen sich über der Faszia transversalis die queren Bauchmuskeln an. Der Symphysenknochen liegt also im Zentrum verschiedener Band- und Muskelstrukturen, die ihre Kräfte auf diesen Knochen übertragen. Bei einer Schambeinentzündung ist genau dieser Knochen entzündet.

Dabei ist der Begriff der Schambeinentzündung eigentlich

missverständlich, da es sich gar nicht um eine tatsächliche Entzündung handelt. Der lateinische Begriff Ostitis pubis wurde von den Röntgenärzten geprägt und beschreibt eine hyperintense (helle) Veränderung des Schambeinknochens bei einer MRT-Untersuchung. Diese bei Sportlern beobachtete Veränderung muss von einer völlig anderen Veränderung am Schambein unterschieden werden, die ein schweres, akutes Krankheitsbild darstellt.

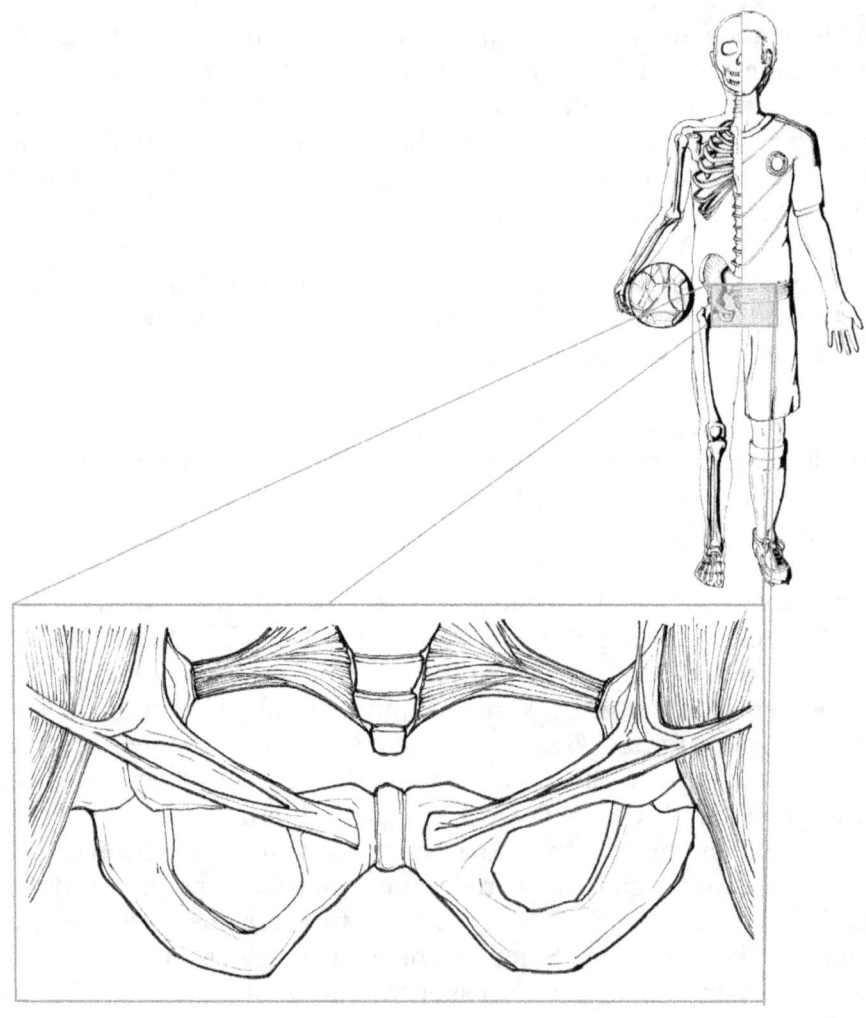

Abb. 9 Symphyse

Ursprünglich beschrieb dieser Begriff nämlich eine bakterielle Entzündung nach Operationen im Beckenbereich.

Patienten mit dieser bakteriellen Schambeinentzündung haben starke Schmerzen in der Leiste, dem Beckenboden und den Adduktoren. Die Schmerzen treten in Ruhe auf und nehmen bei Belastung zu, sind klopfend und mit Fieber verbunden. Eine Blutuntersuchung ergibt stets erhöhte Entzündungswerte und das Röntgenbild zeigt bei längerem Bestehen einer solchen bakteriellen Erkrankung ausgeprägte entzündliche Knochenveränderungen. In der MRT kann die Erkrankung schnell nachgewiesen werden. Gegenmaßnahmen sind Schmerzmittel, Ruhe und die gezielte Gabe von Antibiotika.

Ich erinnere mich gut an einen jungen Patienten, der ganz plötzlich von einer solchen sehr seltenen Entzündung des Schambeins betroffen wurde. Offenbar kam es bei ihm zu einer Streuung der Bakterien über die Blutgefäße in den Schambeinknochen. Innerhalb weniger Stunden entwickelte sich sehr hohes Fieber, schließlich verschlechterte sich seine Atmung. Seine Freundin, eine Krankenschwester, brachte ihn geistesgegenwärtig sofort in die Klinik und rettete ihm damit das Leben. Wenige Stunden später setzte seine Atmung ganz aus. Der junge Mann, der am Morgen noch gesund aufgestanden war, fand sich am Abend auf der Intensivstation einer großen Klinik wieder, musste zwei Wochen beatmet werden und überlebte nur knapp.

Jedem wird klar sein, dass es sich dabei um ein völlig anderes Krankheitsbild handelte als jenes, das wir im Alltag bei Sportlern unpräzise als Schambeinentzündung bezeichnen. Und das doch nur eine Schambeinreizung zu sein scheint. Einzige Gemeinsamkeit der beiden verschiedenen Krankheitsbilder ist ein ähnliches Bild in der MRT. Die uns in diesem Buch interessierende Schambeinentzündung ist die beim aktiven Sportler auftretende Reizung des Schambeinknochens, die eine Überlastungserscheinung ist und bei einer Röntgenuntersuchung und MRT des Beckens festgestellt wird. Beim Röntgen finden sich im Bereich der Schambeinfuge unregelmäßige Veränderungen des Knochens sowie verstärkte Sklerosierungen, die einen Hinweis auf eine erhöhte mechanische Belastung geben.

In der MRT zeigt sich ein buntes Bild, das von ausgedehnten

Wassereinlagerungen in den Knochen oder im Symphysenspalt herrührt und in fortgeschrittenen Fällen bis zu kleineren Brüchen der Spongiosa, sogenannten Ermüdungsfrakturen, reicht.

Diese Veränderungen sind Ausdruck einer inadäquaten Belastung des Schambeins. Sie können eine gewisse Zeit kompensiert werden, und sind sogar ohne Beschwerden möglich. Kommt es allerdings begleitend zu einer Reizung und Entzündung der Sehnen, Muskeln und Faszien, treten hartnäckige Schmerzen in der Leistenregion und den Adduktoren auf.

Bei Patienten mit Schambeinreizung, die noch beschwerdefrei sind, bei denen es sich also um einen eher zufälligen Befund handelt, sollten zunächst die auslösenden Faktoren gefunden werden. Ursachen können neben einer zu hohen Trainingsbelastung auch statische Störungen im Bereich der unteren Extremitäten sein; funktionelle Beckenschiefstände und Störungen im Bereich der Lendenwirbelsäule, die sich zumeist physiotherapeutisch bzw. konservativ orthopädisch (Einlagen etc.) beheben lassen.

Weniger einfach zu beeinflussen sind Veränderungen im Bereich der Hüftgelenke und der Leistenregion. Ein einheitliches Behandlungskonzept für eine Schambeinentzündung kann es aufgrund der vielfältigen Ursachen also nicht geben.

Diese schmerzhafte Überlastungsreaktion des Knochens ist stets mit einer Entzündung der Sehnenansätze der Adduktorenmuskulatur und der geraden Bauchmuskulatur verbunden. Dabei ist bei diesen Veränderungen nicht klar, ob die Entzündung von den Sehnenansätzen auf den Knochen übergreift oder, umgekehrt, vom Knochen auf die Sehnenansätze. Jedenfalls muss dieses entzündete, nur schlecht durchblutete Sehnengewebe einer sehr hohen Kraft am Ort seiner Verankerung, der Knochenhaut des Schambeinknochens, standhalten. Das erklärt die Intensität der Beschwerden. Die Therapie umfasst also neben der Suche nach den auslösenden bzw. zusätzlich fördernden Erkrankungen (Hüfterkrankungen, Leistenerkrankungen, Insertionstendopathien, funktionelle Störungen) eine Behandlung mittels Medikamenten, lokalen Injektionen und Physiotherapie.

Ein zur Zeit nur schwer zu behandelnder Befund einer Schambeinentzündung ist die Instabilität der Symphyse

(Symphysenlockerung). Es ist nicht klar, ob eine solche Instabilität bei einigen Sportlern als Sofort-Reaktion auf eine Überlastung des Schambeins auftritt oder erst in der Folge einer länger ignorierten oder inkonsequent behandelten Schambeinentzündung. Instabilität bedeutet in diesem Fall, dass sich die Verbindung zwischen den beiden Schambeinknochen gelockert hat und sich diese mehr als die üblichen zwei Millimeter gegeneinander verschieben lassen. Diese Lockerung führt zu einer instabilen Situation im Bereich des vorderen Beckenrings und der dort ansetzenden Muskulatur. Es ist gut vorstellbar, dass die Muskulatur des Beins und der Bauchdecke bei jeder Anspannung und Entspannung diesen Zustand zusätzlich fördert und so ein nur schwer zu durchbrechender Kreislauf von Zug und Instabilität entsteht. Die Beschwerden der Athleten sind dementsprechend heftig, strahlen nicht nur in Bauchdecke und Adduktoren aus, sondern häufig auch in den Beckenboden. In der MRT zeigt sich in diesen Fällen oft eine Flüssigkeitsansammlung im Symphysenspalt. Beim Röntgen kann die Instabilität als Stufenbildung zwischen den beiden Schambeinknochen nachgewiesen werden (Spezialröntgenuntersuchung des Beckens, sogenannte Flamingoaufnahme).

Die Behandlung der Instabilität ist schwierig und verlangt in erster Linie eine intensive Kommunikation mit dem Patienten.
Es muss ihm verständlich gemacht werden, um welche komplexen Veränderungen es sich handelt, und dass eine vollständige Schmerzfreiheit erst erreicht werden kann, wenn die Verbindung zwischen den beiden Schambeinknochen wieder stabil ist. Da dies ein biologischer Prozess ist, der unterschiedlich lang dauern kann, wird die Geduld des Athleten sehr auf die Probe gestellt. Neben konservativen physiotherapeutischen Maßnahmen, dem Training der beckenübergreifenden Muskulatur, wie sie in dieses Buches noch erläutert werden, können auch die Verordnung eines stabilisierenden Symphysengurtes, Schmerzmittelgaben und Injektionen in die Adduktoren, ggf. in den Symphysenspalt hilfreich sein.

Auch wenn bei einer Instabilität der Symphyse von den begleitenden Maßnahmen allein keine Beschwerdefreiheit erwartet werden kann, sollten sie dennoch eingeleitet werden, weil sie einer beschleunigten Abheilung der Schambeinentzündung und auch der Prophylaxe zukünftiger Störungen des vorderen Beckenrings dienen.

Zusammenfassend hier noch einmal das Wichtigste zur Schambeinentzündung im Überblick.

**Krankheitszeichen** Die Krankengeschichte dauert oft Monate. Die Patienten berichten über einen schleichenden Verlauf der Beschwerden – ein typisches Indiz für eine Überlastungsreaktion des vorderen Beckenrings. Eventuelle Unfallereignisse werden nur selten angegeben, sollten aber unbedingt erfragt werden.
Die Patienten können Schmerzen im Bereich der Leiste, den Adduktoren (Oberschenkelmuskulatur) und der geraden Bauchmuskulatur haben. Eine wirklich relevante Schambeinentzündung strahlt fast immer in die Adduktoren aus – seltener in die gerade Bauchmuskulatur. Die Patienten sind nicht in der Lage ausreichend Kraft in der am Schambein ansetzenden Muskulatur aufzubauen. Mit der Anspannung der Muskulatur wird der Schmerz sofort ausgelöst. Bei weit fortgeschrittener Instabilität (dem Fehlen einer festen Knochenverbindung) ist auch die Muskulatur des Beckenbodens beteiligt.

**Untersuchungsmethode** Wichtig ist die eingehende Untersuchung durch einen erfahrenen Sportarzt. Eine Ultraschall- und Röntgenuntersuchung des Beckens sollten standardmäßig durchgeführt werden. Für die Diagnose einer Schambeinentzündung ist aber die MRT entscheidend. Sie erlaubt es, auch andere wichtige Beckenerkrankungen, die sich mit ähnlichen Krankheitszeichen zeigen, auszuschließen. Die Szintigraphie ist dagegen nur selten

nötig und gilt vor allem dem Ausschluss von entzündlich-rheumatischen Erkrankungen des Iliosacralgelenks.
Blutuntersuchungen sollten einen Vitamin D Mangel ausschließen.

**Behandlung** Diese ist abhängig von der Ursache der Schambeinentzündung. Die in den letzten Jahren veröffentlichten medizinischen Ergebnisse zur Behandlung umfassen neben konservativen auch invasive Therapien. In der sportmedizinischen Literatur wird über Erfolge durch lokale Kortisoninjektionen in den Symphysenspalt berichtet. Besserungen konnten auch durch Spritzen in die muskulären Ansätze am Schambeinknochen erreicht werden. Die Ergebnisse sind allerdings nicht so überzeugend, dass man von einer grundsätzlich erfolgreichen Therapie sprechen darf.
Begreift man die Schambeinentzündung als stressausgelöste Erkrankung, gilt es die Stressoren auszuschalten. Findet sich eine Leistenerkrankung bzw. eine operativ behandelbare Erkrankung des Hüftgelenks, sollte diese auch operiert werden. Daneben steht die konservative Therapie im Vordergrund: Sportreduktion bis zur Sportkarenz, Korrektur eines Vitamin D Mangels, Schmerzmittelgabe und physiotherapeutische Behandlung.

# 6.4 Wenn der Rücken Ursache für den Leistenschmerz ist – orthopädische Erkrankungen

*Die Tatsache, dass man es immer schon so gemacht hat, oder das alle es so machen, ist die einzige Rechtfertigung solcher unwissenschaftlichen „Übereinkünfte". Sie machen beispielsweise in der modernen Orthopädie nach seriösen Schätzungen einen Anteil von 95% aller ärztlichen und physiotherapeutischen Eingriffe aus.*
*P.U. Unschuld, Was ist Medizin?*

## 1. Halbzeit – Wie der Verteidiger K. durch allerlei Diagnosen in die Defensive geriet

K. war ein robuster Innenverteidiger seiner Mannschaft. Ein Urgestein und Erfolgsgarant. In der Saison 2008/2009 spielte seine

Mannschaft wieder einmal gegen den Abstieg. Zwar ist im Prinzip jede Position in einer Fußballmannschaft wichtig, aber ein erfahrener großer Innenverteidiger ist praktisch unersetzbar. K. war ein erfahrener großer Innenverteidiger und man kann sich die Aufregung vorstellen, die herrschte, als er plötzlich Leistenprobleme bekam. Die verantwortlichen Ärzte gaben ihm vor jedem Spiel Spritzen, damit er überhaupt antreten konnte. Als sich trotz intensiver Behandlung keine Besserung bei ihm einstellen wollte, begann K. auch andere Ärzte aufzusuchen. Nach einer langen Reihe von Konsultationen landete er bei mir.

Nachdem K. mit seinem Manager fast vier Wochen in den verschiedensten Praxen in Deutschland unterwegs gewesen war, hatte er zwar immer noch Schmerzen, aber nun auch eine Vielzahl verwirrender Diagnosen. An einem Dienstagabend tauchte er in meiner Praxis auf, begleitet von seinem Manager, der ihm zunächst vollständig das Sprechen abnahm. Er erzählte mir kurz, in welchen Städten und bei welchen Ärzten sie bereits gewesen waren und dass K. offenbar eine „weiche Leiste" habe, die dringend operiert werden müsse. Leider bestehe zusätzlich eine Schambeinentzündung – und genau aus diesem Grund seien sie nun in meiner Praxis.

Wie immer in solchen Fällen sagte ich, dass ich mir zunächst gern selbst eine Meinung zu den Beschwerden bilden würde.
Der Manager nickte und setzte sich. Von nun an beobachtete er sehr genau, was geschah, und ließ sich nur durch ab und zu eingehende SMS ablenken, die er sofort beantwortete. K. berichtete, dass seine Schmerzen allmählich aufgetreten waren und sowohl in die linke als auch in die rechte Leiste ausstrahlten – und von dort in die Adduktoren. Der Schmerz war bei ihm unter zunehmender Belastung entstanden, hatte einen ziehenden, manchmal auch stechenden Charakter. Bisweilen, sagte er, hätte er das Gefühl, seine Beinmuskeln wären einfach zu kurz. Inzwischen litt er schon seit zwei Monaten an diesen Schmerzen. Weder waren sie besser geworden, noch hatte er bisher eine Behandlung begonnen, die eine Besserung versprach.

Wenn Schmerzen gleichzeitig in beide Leisten ausstrahlen oder dort auftreten, handelt es sich nicht vordergründig um eine Problem der Leiste. Es ist schwer vorstellbar, dass auf beiden Seiten gleichzeitig eine weiche Leiste oder ein Leistenbruch entsteht. Das wäre in etwa so, als ob bei einem Auto zur gleichen Zeit zwei Reifen platzen. Man kann es vielleicht nicht grundsätzlich ausschließen, aber es ist doch eher unwahrscheinlich.

K. war, wie bereits angedeutet, ein großer, kräftig wirkender Fußballer mit beeindruckenden Oberschenkeln. Allerdings war die Kraft, die er mit seinen Oberschenkelmuskeln aufbringen konnte, erschreckend gering. Der Versuch, seine Beine gegen Widerstand zusammenzupressen, misslang. Sobald er versuchte zu drücken, verspürte er einen stechenden Schmerz in beiden Oberschenkeln. Wenn er aufhörte zu pressen, ließ auch der Schmerz sofort nach. Als ob man ein gespanntes Seil durchschneidet – und plötzlich löst sich die Spannung.

Ein ganz ähnlicher Schmerz, gefolgt von plötzlicher Kraftlosigkeit, konnte ausgelöst werden, wenn K. sich auf die Seite legte und versuchte, sein Bein gegen Widerstand abzuspreizen. Hierbei spürte er einen stechenden Schmerz im Beckenboden, der es ihm unmöglich machte, die Spannung im Bein aufrecht zu halten. Mit einer solchen Schwäche in den Beinen, konnte er unmöglich spielen. Es überraschte mich allerdings, dass sich trotz der fehlenden Belastung in den vergangenen zwei Monaten nichts an den Beschwerden geändert hatte.

Um festzustellen, ob er tatsächlich eine weiche Leiste oder gar einen Leistenbruch hatte, machte ich eine Ultraschalluntersuchung. Sorgfältig sah ich mir jeden Millimeter von K.s Leistenregion an, ließ ihn pressen und entspannen und wieder pressen, aber wie ich es bereits vermutet hatte: Die Region war völlig unauffällig.

Nachdem er sich angezogen hatte, sagte ich ihm, dass ich gern noch ein Röntgenbild seines Beckens inklusive der Schambeinfuge anfertigen würde, da ich den Verdacht auf eine Lockerung der Symphyse hätte. Schmerzen, die in den Beckenboden ausstrahlen, wenn man das Bein in Seitenlage gegen einen Widerstand abspreizt, sind, oft auch ein Hinweis für eine Lockerung der Verbindung zwischen den beiden Schambeinknochen.

Im Röntgenbild zeigt sich diese Lockerung durch einen ungewöhnlich breiten Symphysenspalt und eine Stufenbildung zwischen den beiden Schambeinknochen.

Bei Sportlern ist diese Veränderung eher selten, tritt aber ab und zu bei hoher sportlicher Belastung auf, insbesondere bei Marathonläufern, wenn die wöchentliche Laufstrecke 70 Kilometer überschreitet. K.s starke Schmerzen, die in beide Oberschenkel ausstrahlten, sprachen dafür. Es war gut vorstellbar, dass er anfangs bei den Muskeltests noch Kraft im Oberschenkel aufbauen konnte; in dem Moment aber, da während des Pressens sich beide Schambeinknochen gegeneinander zu bewegen begannen, führte der dadurch ausgelöste Schmerz reflektorisch zum sofortigen Nachlassen der Kraft. Es tat einfach zu sehr weh, um die Kraft aufrecht halten zu können.

Da die Adduktorenmuskulatur und die Beckenbodenmuskulatur am Beckenknochen ansetzen, würde es auch schlüssig erklären, weshalb K. Schmerzen in beiden Oberschenkeln und im Beckenboden hatte. Bestätigte sich der Befund einer Symphyseninstabilität, könnte ich ihm allerdings nicht mit einer Operation helfen. Eine solche Lockerung ließe sich nur mit Ruhe und unter intensiver physiotherapeutischer Behandlung „straffen." In den 90er Jahren hatte es zwar in England Versuche gegeben, eine Lockerung der Schambeinfuge bei Rugbyspielern zu operieren, doch die langen Rehabilitationszeiten und die nicht absehbaren Folgen einer Versteifung der Symphysenfuge waren so wenig überzeugend, dass dieser Eingriff heute nur noch in Ausnahmefällen vorgenommen wird.

Aber zurück zu K.

Vom Röntgenbild seiner Schambeinfuge unter Belastung, der sogenannten Flamingoaufnahme, erwartete ich mir Klarheit. Allerdings ist eine solche Röntgenaufnahme nicht ganz unproblematisch. Abgesehen von der Strahlenbelastung muss sie weitgehend standardisiert ausgeführt werden, um ein vernünftiges Ergebnis zu erhalten. Der Teufel sitzt dabei im Detail: Der Patient muss gerade stehen, darf sich im Einbeinstand nicht festhalten und man muss einige Zeit warten, bis sich das Becken bei einseitiger Belastung eingestellt hat. Röntgt man zu zeitig, wird man kein vernünftiges Ergebnis erhalten.

Während K. geröntgt wurde, ging ich zurück in mein Sprechzimmer, in dem, inzwischen ein wenig ungeduldig, immer noch sein Manager saß. Er betonte, was für ein wichtiger Spieler K. wäre – nicht nur für den Verein, sondern auch für die Nationalmannschaft. Dann kam endlich die Schwester mit den Bildern, hinter ihr K.

Ich sah mir die Flamingoaufnahmen des Beckens an, die entgegen meiner Vermutung keine Instabilität der Symphyse zeigten. Das MRT, das K. mir nun zur Ansicht gab, zeigte allerdings ein ausgedehntes Ödem im Schambein. Ich erklärte ihnen die Situation: K. hatte meiner Ansicht nach weder eine weiche Leiste noch einen Bruch. Wahrscheinlich hatte die durch eine Überlastung ausgelöste Schambeinentzündung zur Reizung der Muskulatur am Ansatz des Schambeins geführt. Das Vernünftigste wäre weiterhin eine konservative physiotherapeutische Behandlung! Weiter könnte ich nichts für sie tun.
Allerdings waren die Beiden mit meinem Vorschlag nicht einverstanden. Die zeitliche Ungewissheit einer solchen konservativen Behandlung schreckte K. und seinen Manager ab. Zeit spielt immer die wichtigste Rolle bei der Behandlung von Hochleistungssportlern. Mit der Absicht, Zeit zu sparen, werden oft sinnlose Behandlungen begonnen, die, unter normalen Umständen betrachtet, vermutlich niemals in Erwägung gezogen würden.

Was, fragten sie mich, meinem Ultraschallbild und meiner Meinung zum Trotz, wenn nun meine Arzt-Kollegen Recht hätten, und es doch eine weiche Leiste sei, die diese Beschwerden verursachte? Ich musste zugeben, dass es keine sichere Antwort auf diese Frage gab. Auch ich hatte ja schon erlebt, dass ich mich getäuscht hatte. Dass eine Leisten-Operation, die ich eher skeptisch und eigentlich nur auf Drängen des Patienten unternahm, am Ende doch zum Erfolg geführt hatte.

Das Problem mit der weichen Leiste besteht eben genau in dieser Unschärfe: Dass es zwar Ultraschallkriterien gibt, die diese Diagnose definieren, aber es in der Leiste durchaus Veränderungen geben kann, die wir weder mit dem Ultraschall, noch mit der MRT darstellen können.
Ich erklärte K. und seinem Manager, so gut es ging, das Problem bei einer solchen Diagnose. Nachdem wir einen Moment schwiegen, bat mich K. um eine Operation.

Gut, sagte ich, wenn er es unbedingt wollte, würde ich es tun. Ich ließ meine Schwester in der Klinik anrufen und noch für denselben Abend ein Bett reservieren. Dann besprachen wir das operative Vorgehen. Die Operation wurde für den nächsten Morgen um sieben Uhr angesetzt.

Im Gegensatz zu meiner Ultraschalluntersuchung fand sich bei K. tatsächlich beidseitig eine weiche Leiste. Es handelte sich also um einen dieser seltsamen Zufälle!

Am zweiten Tag nach der Operation kehrte K. zu seinem Verein zurück und begann, wie in solchen Fällen üblich, langsam mit der Rehabilitation. Da sich weder die Mannschaftsärzte, die Physiotherapeuten, noch K. oder sein Manager meldeten, ging ich davon aus, dass es K. gut ging.
Kurz vor Weihnachten erhielt ich dann einen Anruf vom Mannschaftsarzt, der mir bestätigte: K. war tatsächlich beschwerdefrei und machte ungewöhnlich gute Trainingsfortschritte. Gern würden sie die Trainingsaktivität weiter steigern und um nichts falsch zu machen, hatten sie mich angerufen. Ausführlich besprachen wir den weiteren Ablauf der Behandlung. Wenn sich alles normal entwickelte, könnte K. sogar mit ins Januartrainingslager fahren und seiner Mannschaft zum Start der Rückrunde wieder zur Verfügung stehen. Ich war fest davon überzeugt, ich würde nichts mehr von K. hören.

Aber es kam anders. Anfang Januar meldete sich der Mannschaftsarzt erneut und berichtete, dass es K. wieder schlechter ginge. Während des Aufbautrainings war es plötzlich, ohne ersichtlichen Grund, zu einem Rückfall gekommen. Wieder hatte er starke Schmerzen und konnte nachts kaum schlafen. Er bekam Schmerzmittel, die an der Situation wenig geändert hatten. Wir vereinbarten, dass K. noch einmal in die Praxis kommen sollte. Obwohl ich mir nicht vorstellen konnte, dass selbst eine frische Verletzung der operierten Leiste derartige Schmerzen auslösen könnte. Zufällig verließ ich gerade ein Behandlungszimmer, als K. am nächsten Morgen die Praxis betrat. Was ich sah, hatte ich in all den Jahren noch nicht gesehen: Er trat breitbeinig und leicht wankend auf den Flur. Sein ganzer Gang erinnerte mich an einen Matrosen auf hoher See, dem es nur mit Mühe gelang, das

Gleichgewicht zu halten. Als ich ihn so sah, glaubte ich nicht daran, dass dieser Gang etwas mit der Leistenoperation zu tun haben konnte – es sei denn, er hätte sich eine schwere Infektion zugezogen. Aber von Fieber und Rötung im Wundbereich hatte der Kollege nicht gesprochen.

Vermutlich, versuchte ich meine Gedanken zu ordnen, zeigte sich erst jetzt die wahre Ursache für K.s wochenlange Probleme. Als ich das Zimmer betrat, in dem er lag, lächelte er mich müde an: „Na Doc, da bin ich wieder!" Ich versuchte ihn zu beruhigen, wie ich es in solchen Situationen immer tue. Es gab keinen Grund verzweifelt zu sein, wir würden eine Lösung für sein Problem finden, davon war ich überzeugt – auch wenn es im Moment vielleicht nicht so aussah. Irgendwann offenbart sich jede Erkrankung!
Wie vermutet, war die Leistenregion völlig unauffällig. Es gab keinen Hinweis auf eine Entzündung oder neue Verletzung. Bei der weiteren Untersuchung zeigte sich allerdings, dass seine gesamte untere Rückenmuskulatur stark verspannt war. Offenbar ein Rückenproblem, eine Reizung der kleinen Wirbelgelenke, eine Lockerung oder vielleicht sogar ein Bandscheibenvorfall. Dies würde auch erklären, weshalb K. damals so anhaltende Schmerzen hatte – auch wenn ich mich nicht erinnern konnte, dass er mir damals von Rückenschmerzen berichtet hatte.

Ich erklärte K., dass die Leiste nicht die Ursache des Problems war und ich annahm, sein Problem läge in der Lendenwirbelsäule. Erst vier Wochen später hörte ich wieder von ihm. Inzwischen hatte er eine MRT der Lendenwirbelsäule machen lassen, bei der sich tatsächlich ein Bandscheibenvorfall zeigte, der die Nerven reizte.
Unter Narkose wurden die Nervenaustrittslöcher der Lendenwirbelsäle betäubt. Die Schmerzen verschwanden umgehend. Es gelang zwar nicht, K. bis zum Start der Rückrunde wieder fit zu bekommen, aber er absolvierte dennoch den größten Teil der Spiele – auch wenn er den Abstieg seines Vereins in dieser Saison nicht mehr verhindern konnte.

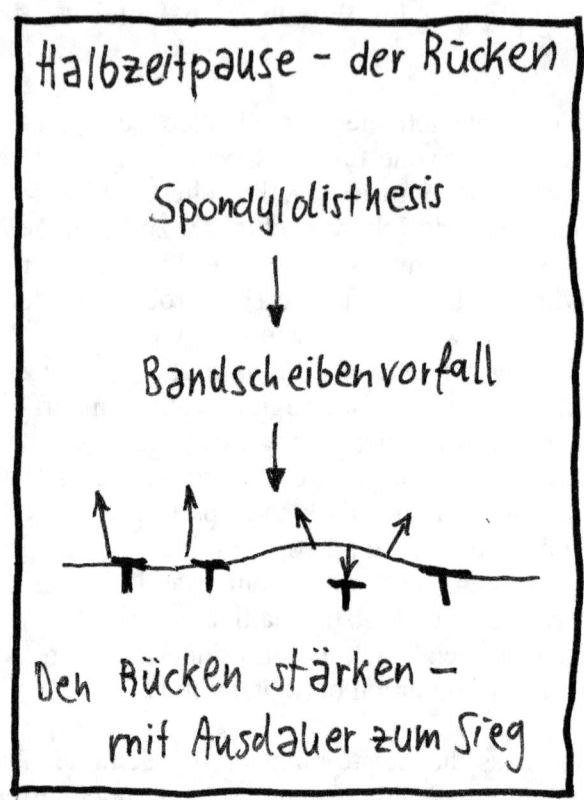

Abb. 10 Wenn es keine Fortschritte gibt, immer an den Rücken denken!

**Bandscheibenvorfall**
**Spondylolisthesis**
**Iliosacralgelenksstörung**
**Osteochondrose**

Orthopädisch betrachtet besteht der Rücken aus der knöchernen Wirbelsäule, die am Kopf und im Bereich des Beckens verankert ist. Sie garantiert die aufrechte Haltung und mit ihren vielen Gelenken eine ausreichende Beweglichkeit des Rumpfes im Raum. Veränderungen an den Wirbelgelenken oder Störungen der Verbindungen zwischen den einzelnen Wirbelkörpern können neben einer veränderten, d.h. eingeschränkten oder auch vermehrten Beweglichkeit (Hypermobilität) Schmerzen auslösen.

Zwischen den einzelnen Wirbelkörpern befindet sich jeweils eine Bandscheibe: Eine knorplige Scheibe mit einem zentralen gallertigen Kern. Sie stellt eine Art Abstandhalter zwischen den Wirbelkörpern dar und nimmt dank ihrer Elastizität die von außen auf die Wirbelsäule wirkenden Kräfte auf und dämpft sie. Im Laufe des Lebens und natürlich in Abhängigkeit von der Belastung, der die Bandscheibe ausgesetzt ist, kann sie sich unterschiedlich verändern. Es handelt sich dabei um Abnutzungen, deren Krankheitswert umstritten sind.

Auch im Zusammenhang mit Leistenschmerzen sieht man immer wieder Veränderungen im Bereich der Lendenwirbelsäule. Allerdings können diese nicht direkt für die Leistenbeschwerden verantwortlich gemacht werden.

Einerseits bestehen diese Veränderungen im Gegensatz zu den Leistenschmerzen meist schon länger, andererseits ist eine direkte Beziehung der Schmerzen zu den im Röntgenbild sichtbaren Veränderungen nur schwer nachweisbar.

An der Wirbelsäule sind eine Reihe wichtiger Rumpfmuskeln verankert, die bei Erkrankungen der Wirbelsäule durch gestörte Bewegungsmuster den Schmerz fortleiten können.

Diese muskulär weitergegebenen Schmerzen basieren auf einer veränderten Muskelfunktion, die zu typischen Verkettungsmustern führen, also Verkettungen einzelner, miteinander in Verbindung stehender Muskeln.

Diese können absteigend sein, sich also vom Kopf in Richtung Fuß fortsetzen. Oder aber sie breiten sich in umgekehrter Richtung, vom Fuß in Richtung Kopf, aus. Dabei müssen diese muskulären Verkettungen immer die Beckenregion passieren und mit ihr auch die Leiste. Die Leiste und der vordere Beckenring bilden für wichtige Muskeln eine Art Anker, an dem sie befestigt sind. Deshalb können die Muskeln dort im Falle einer Verkürzung auch Schmerzen auslösen.

(mehr dazu im Abschnitt physiotherapeutische Tipps und Selbstübungen)

Zusammenfassung: Auch wenn immer wieder versucht wird, einen

Zusammenhang zwischen Abnutzungserscheinungen der Wirbelsäule und Schmerzempfindung herzustellen, ist dies de facto nur sehr selten sicher möglich – am ehesten noch bei einem Bandscheibenvorfall mit den typischen Beschwerden im Bein. Betreffen die Schmerzen die Leistenregion, muss selbstverständlich auch an Abnutzungserscheinungen in der Wirbelsäule und im Kreuz-Darmbeingelenk gedacht werden. Doch eine eindeutige Beziehung zwischen Wirbelsäule und Leistenregion besteht nur selten. Untersucht man die meisten Sportler gründlich, wird es kaum einen geben, der keine Abnutzungserscheinungen hätte. Es erscheint vernünftig, die aufgedeckten strukturellen oder funktionellen Störungen der Wirbelsäule zu behandeln. Die häufigsten dieser Veränderungen seien hier kurz zusammengefasst.

## 2. Halbzeit – Auf dem Weg zum „Sieg"

**Iliosacralgelenksstörungen – Krankheitszeichen** Immer wieder leiden Sportler an Rückenschmerzen, die auch in das Gesäß ziehen können. Auch Leistenschmerzen können dabei gelegentlich auftreten. Typisch für Probleme im Iliosacralgelenk sind plötzliche, stechende Schmerzen im Rücken, die an einen „Hexenschuss" erinnern können und Schmerzen bei der Bewegung auslösen.
Es findet sich regelmäßig ein Druckschmerz über dem Iliosacralgelenk und tastbare Verhärtungen der dort verlaufenden Muskelstränge. Die Blockierung dieses Gelenks führt zu einer Bewegungsstörung der blockierten Seite

**Untersuchungsmethode** Ausreichend ist die klinische Untersuchung. Lediglich beim Verdacht auf begleitende oder zusätzliche rheumatische Erkrankungen, die auch das Iliosacralgelenk betreffen können, ist eine Röntgenuntersuchung und eine MRT des Beckens angebracht. Eine Szinitgraphie des Beckens, die in der Lage ist, entzündliche Erkrankungen aufzudecken, ist ebenfalls möglich.

**Behandlung** Die Behandlung ist immer konservativ. Im Vordergrund steht die physiotherapeutische Behandlung. Die Physiotherapie zielt auf die Lösung der Blockierungen durch manualtherapeutische Techniken. Ergänzend: Schmerzmittel. Bei hartnäckigen Beschwerden kann in den Gelenkspalt eine Mischung aus

Betäubungsmittel und Kortison gespritzt werden.

**Der Bandscheibenvorfall** Abb. 11 Erkrankungen der Bandscheibe. Dargestellt sind von oben nach unten, die gesunde Bandscheibe, die sich leicht nach hinten, gegen das Rückenmark vorwölbende Bandscheibe (Protrusion) und die sich in den Rückenmarkskanal vorwölbende Bandscheibe
(Prolaps).
Die Vorstufe eines Bandscheibenvorfalls ist eine Vorwölbung (Protrusion) der Bandscheibe.

**Krankheitszeichen** Da Bandscheibenveränderungen als Ursache von Leistenschmerzen nur schwer auszuschließen sind, muss man bei anhaltenden Leistenschmerzen auch Wirbelsäulen-Probleme als mögliche Schmerzursache in Betracht ziehen. Wenn Bandscheibenveränderungen Beschwerden verursachen, so berichten die Patienten entweder von Schmerzen im Bereich des Rückens – insbesondere im Bereich der unteren Lendenwirbelsäule – des Gesäßes oder im Bein, ausstrahlend bis in den Fuß. Insbesondere Schmerzen am seitlichen Oberschenkel, verbunden mit einer Schwäche des Beins, können auf einen Bandscheibenvorfall hinweisen oder eine Reizung der Nervenwurzel. Oft nehmen die Schmerzen beim Pressen, Husten und Heben zu.

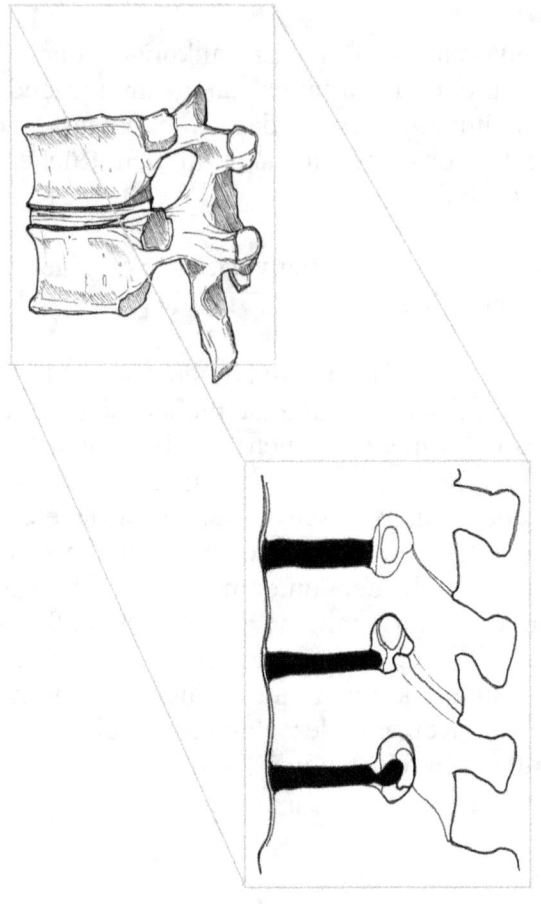

Abb. 11 Das Wirbelsegment und seine möglichen Veränderungen
(Bandscheibenvorwölbung und Bandscheibenvorfall)

**Untersuchungsmethode** Die Untersuchung des Patienten und ein positives Lasèguesches Zeichen, veränderte Reflexe (Achillessehnenreflex) und Empfindungsstörungen der Haut des Oberschenkels weisen auf einen Bandscheibenvorfall hin. Seltener, aber auch denkbar sind Schmerzen in der Leistenregion, insbesondere bei Bandscheibenvorfällen (Abb. 11) in höheren Wirbelsäulensegmenten (Th12-L2), d.h. am Übergang von der Brust- zur Lendenwirbelsäule.
Die Untersuchung zeigt fast immer eine muskuläre Verhärtung im

Bereich des betroffenen Abschnitts der Lendenwirbelsäule und eine eingeschränkte Beweglichkeit. Grund für diese Verhärtung ist der Versuch des Körpers, das erkrankte Wirbelsegment ruhig zu stellen. Bei einem Verdacht auf einen Bandscheibenvorfall wird eine MRT der Lendenwirbelsäule durchgeführt. Mit dieser Untersuchung lässt sich ein Vorfall sicher diagnostizieren. Auch kann so die Beziehung des Bandscheibenvorfalls zum entsprechenden Spinalnerven sichtbar gemacht werden.

**Behandlung** Bandscheibenvorfälle mit Lähmungserscheinungen sollten operiert, solche, die lediglich Schmerzen und Empfindungsstörungen auslösen, können konservativ behandelt werden. In Abhängigkeit von der Größe des Bandscheibenvorfalls, seines Ortes und seiner Auswirkungen auf das umgebende Gewebe, gibt es verschiedene Behandlungsmöglichkeiten. Diese reichen von der Computer- oder röntgengestützten Injektionstherapie über die Behandlung mit Schmerzmitteln (Analgetika/Antiphlogistika) bis hin zur physiotherapeutischen Behandlung. Oft wird mit konservativen Therapien ein guter Erfolg erzielt.

---

**Merke** Rückenschmerzen sind nicht gleichbedeutend mit Bandscheibenvorfällen. Nicht jeder Bandscheibenvorfall ist verantwortlich für Schmerzen im Rücken oder in der Leistenregion.

---

**Das Wirbelgleiten (Spondylolisthesis)** Unter der Spondylolisthesis versteht man das sogenannte Wirbelgleiten. Es entsteht durch die Lockerung des Gefüges zwischen zwei Wirbeln, vorzugsweise in der unteren Lendenwirbelsäule. Am häufigsten kommt es zwischen dem vierten und fünften Lendenwirbel oder dem fünften Lenden- und dem ersten Sacralwirbel vor. Abhängig von den Kräften, die auf die gelockerten Wirbel wirken, verschieben sich diese gegeneinander. Dadurch kann es zu einer äußerst schmerzhaften Reizung oder Einklemmung der Nerven an den Austrittsstellen aus dem Wirbelkanal kommen.

**Krankheitszeichen** Insbesondere bei frühen Formen des Wirbelgleitens handelt es sich oft um eine Zufallsdiagnose bei unklaren Rückenschmerzen. Manche Patienten berichten über chronische Rücken- oder Kreuzschmerzen, ohne dass Reizungen der

Nerven nachweisbar sind. Leistenschmerzen können allerdings immer wieder einmal vorkommen.

**Untersuchungsmethode** Bei der Untersuchung ist gelegentlich eine erhöhte Beweglichkeit des entsprechenden Wirbelsegments festzustellen, aber, umgekehrt, ist schmerzbedingt auch eine eingeschränkte Beweglichkeit möglich. Häufig ist parallel das Kreuzdarmbeingelenk blockiert. Diese Blockierungen führen dann zu einem Beschwerdebild, wie es bei der Iliosacralgelenksblockierung beschrieben wurde.

Die Diagnose des Wirbelgleitens wird mit einer seitlichen Röntgenaufnahme der Lendenwirbelsäule gestellt. Sogenannte Funktionsaufnahmen, bei denen der Patient beim Röntgen den Oberkörper nach vorn oder hinten beugt, zeigen das tatsächliche Ausmaß des Wirbelgleitens, da sich die Wirbel bei der Bewegung gegeneinander verschieben.

**Behandlung** Die unkomplizierte, zufällig entdeckte Spondylolisthesis muss nicht behandelt werden. Physiotherapeutische Übungen, die die gerade Rückenmuskulatur stabilisieren, sind sinnvoll, da mit ihrer Kräftigung auch die Wirbelkörper stabilisiert werden können. Bei zusätzlichen Leistenschmerzen sollte daran gedacht werden, dass das Wirbelgleiten diese Schmerzen durch Nervenreizungen verursachen kann. Ein Behandlungsversuch mit physiotherapeutischen, die Rückenmuskulatur stabilisierenden Maßnahmen oder einer lokalen Injektionstherapie ist in jedem Fall sinnvoll.

Eine schmerzhaftes Wirbelgleiten verlangt eine Behandlung wie bei einem chronischen Rückenschmerz, also eine Kombination aus Schmerzmitteln (im akuten Stadium) mit physiotherapeutisch stabilisierenden Maßnahmen der Rückenmuskulatur. Möglicherweise auch eine zeitlich beschränkte Stabilisierung des Wirbelsegments von außen (zum Beispiel mit dem Lumbotrain). Sind die Schmerzen nicht therapierbar oder treten Komplikationen auf, wie eine Spondylolyse (völlige Lösung der Wirbelverbindung) mit Lähmungserscheinungen, kann die Wirbellockerung operativ stabilisiert werden.

**Die Verkalkung der Bandscheibe (Osteochondrose)** Mit dem Begriff „Osteochondrose" wird eine Abnutzung der Bandscheibe und der sie begrenzenden Wirbelkörper bezeichnet. Dieser Vorgang ist altersabhängig, völlig natürlich und muss Niemand ängstigen. In den meisten Fällen muss ihm kein besonderer Krankheitswert beigemessen werden. Am häufigsten treten diese Abnutzungen in Höhe der unteren Halswirbelsäule und der unteren Lendenwirbelsäule in Höhe L4/5 und L5/S1 auf.

**Krankheitszeichen** Wenn überhaupt Schmerzen auftreten, berichten die Patienten lediglich von uncharakteristischen Rückenschmerzen, die auf eine veränderte Beweglichkeit des betroffenen Wirbelsegments und daraus folgender muskulärer Spannungszustände zurückzuführen ist. Ausfallerscheinungen wie sie bei einer Nervenbeteiligung auftreten, kommen nur vor, wenn sich hinter der Bandscheibenabnutzung zusätzlich ein Bandscheibenvorfall verbirgt. Leistenschmerzen sind möglich.
Ob dies aber direkt auf eine Abnutzung der Bandscheiben zurückzuführen ist, muss angezweifelt werden. Auszuschließen ist es jedoch nicht.

**Untersuchungsmethode** Die Untersuchung des Patienten ergibt zumeist nur uncharakteristische Rückenschmerzen. Blockierungen, aber auch überbewegliche Segmente, Muskelverhärtungen und eine eingeschränkte Beweglichkeit der Wirbelsäule können immer wieder beobachtet werden.
Die Röntgenuntersuchung deckt die Abnutzung und Verkalkung der Bandscheibe auf. Auch das Ausmaß der Abnutzung lässt sich gut abschätzen. Der Bandscheibenraum ist deutlich verkleinert. Bei zusätzlichen Ausfallerscheinungen der Nerven oder dem Verdacht auf einen begleitenden Bandscheibenvorfall ist eine MRT sinnvoll.

**Behandlung** Die Behandlung ist immer konservativ. Medikamentöse Schmerzlinderung, Stabilisierung der Rückenmuskulatur und Lösung von Blockaden stehen dabei im Vordergrund der Therapie. Besteht der Verdacht einer Ausstrahlung in die Leistenregion, kann man mit lokalen Injektionen, sowohl im Bereich der Lendenwirbelsäule, als auch der Leistenregion versuchen, die Schmerzursachen voneinander zu trennen.

**Merke** Abnutzungserscheinungen am Skelett lassen sich nicht rückgängig machen. Sie stellen ein normales Phänomen im Alterungsprozess des Körpers dar und sollten nur behandelt werden, wenn Schmerzen auftreten.

## 6.5 Wenn die Muskeln streiken – muskuläre Verletzungen als Ursache des Leistenschmerz

*Wir Menschen sind auf Ausdehnung und Bewegung angewiesen.*
*Goethe*

### 1. Halbzeit – F. oder: Was Bilder manchmal verschweigen

F. war wegen seines fußballerischen Talents zu einem Erstligaverein nach Spanien verpflichtet worden, hatte es aber dort nicht zum Stammspieler gebracht. Verletzungspech, Probleme mit dem Trainer, die meiste Zeit verbrachte er auf der Auswechselbank. Auch das Thema „Nationalmannschaft" schien fast abgehakt. Wenn sich irgendetwas an dieser unbefriedigenden Situation ändern sollte, musste er einen Verein finden, der ihn spielen ließ. Schließlich wurde er an einen anderen Verein ausgeliehen. Aber auch dort schien ihm das Verletzungspech treu. Kaum hatte er die ersten Saisonspiele für seinen neuen Arbeitgeber absolviert, traten Adduktoren-Beschwerden auf, mit denen er sich schon einige Male herumgequält hatte.

Anfänglich schwieg F.. Als langjähriger Profi wusste er, was ihn erwartete, wenn er auch bei seinem neuen Verein sofort wieder mit einer Verletzung begann. Er spielte mit Schmerzmitteln. Vorausgesetzt, er wurde in einem Zweikampf nicht all zu sehr gefordert, konnte er damit schmerzfrei spielen. Sein fußballerisches Können und seine Routine gestatteten es ihm, sich ein wenig zu schonen. Allerdings spürte er immer öfter, dass die Mittel, die er einnahm, nicht ausreichten, um ihn wirklich 90 Minuten von den Schmerzen zu befreien. Wenn er, wie in Spanien zum Arzt ginge und um Spritzen bitten würde, wäre dies ein Eingeständnis seiner Schwäche, seiner mangelnden Belastbarkeit. Also versuchte er weiterhin, seine Beschwerden zu verbergen. Doch war es seinem

Trainer nicht entgangen, dass F. immer gegen Ende des Spiels deutlich nachließ. Er wurde sichtlich schwächer, versuchte Zweikämpfen aus dem Weg zu gehen und immer öfter wurde er mit fortschreitender Spieldauer von seinem Gegenspieler überlaufen. Sein Leistungseinbruch blieb natürlich auch den gegnerischen Spielern nicht verborgen. Ab der 70. Spielminute konzentrierten sich ihre Angriffe immer häufiger auf die linke Seite – dort verteidigte F.. Oft verschuldete er Gegentore in den letzten Spielminuten. Immer häufiger wurde er ausgewechselt. Und irgendwann stand er gar nicht mehr im Kader. Aussortiert wie schon in Spanien.

Erst jetzt ging er zum Mannschaftsarzt. Nach fast drei Monaten erfolgloser Behandlung stellte sich F. bei mir vor. Mit der in diesen Fällen üblichen Frage, ob er nicht vielleicht doch eine weiche Leiste habe, die für seine hartnäckigen Schmerzen verantwortlich wäre.

Seine Krankengeschichte war relativ unspektakulär: Vor etwa einem dreiviertel Jahr hatten seine Beschwerden in den Adduktoren begonnen, er hatte zunächst Kortisonspritzen erhalten, mit deren Hilfe er schmerzfrei trainieren konnte. Unter der hohen Trainingsbelastung bei seinem neuen Verein hatten die Schmerzen aber wieder zugenommen.

Bei der Untersuchung ließ sich ein leichter Schmerz am Ansatz der Adduktoren auslösen, wenn er die Beine gegen Widerstand zusammenzupresste. Dieser Schmerz ließ sich in jeder Position des Beins reproduzieren und zog leicht in die Leistenregion. Die Untersuchung des Hüftgelenks war unauffällig. Nur wenn man das Bein so drehte, dass die Adduktorenmuskulatur gedehnt wurde, gab er einen leichten Schmerz an. Vermutlich eine hartnäckige Reizung der Adduktorenmuskulatur, vielleicht sogar verstärkt durch die mehrfache Kortisongabe, dachte ich. Allerdings bildet sich eine solche Reizung der Adduktorenmuskulatur irgendwann zurück, vorausgesetzt sie wird professionell behandelt. Und dass F. professionell behandelt worden war, davon musste ich ausgehen: Ihm standen beste Physiotherapeuten zur Verfügung, für die die Behandlung einer Adduktorenreizung kein wirkliches Problem darstellen sollte.

Nach der manuellen Untersuchung betrachtete ich die Leiste und die Muskulatur des Oberschenkels im Ultraschall. Ich suchte nach kleinen verborgenen Leistenbrüchen oder einer weichen Leiste, d.h. nach einer beginnenden Instabilität der Bauchdecke. Und tatsächlich: Er hatte eine weiche Leiste! Wenn ich ihn aufforderte zu pressen, hob sich seine Bauchdecke unnatürlich stark an. Eine solche übermäßige Beweglichkeit der Bauchdecke kann durchaus zu Reizungen der Nerven in der Leistenregion und somit lang anhaltenden Schmerzen führen.

Um sicher zu gehen, untersuchte ich noch die andere Leiste. Auf dieser Seite verhielt sich seine Bauchdecke unter Belastung völlig normal: Keine weiche Leiste, was die Diagnose zu bestätigen schien. Endgültig sicher konnte ich allerdings erst sein, wenn es gelang, durch eine gezielt an die Nerven gesetzte Betäubungsspritze die Schmerzen „auszublenden".

Die Zeit bevor das Betäubungsmittel wirkt, nutze ich immer, um mir in Ruhe die mitgebrachten Bilder anzusehen. Bei F. fand sich lediglich in der MRT eine Schambeinentzündung mit einer Beteiligung der Adduktorenmuskulatur auf der rechten Seite. Das untersuchte Muskelgewebe zeigte eine typische Verfärbung in der Nähe des Knochenansatzes. Dies sprach für eine ausgedehnte Entzündung. Zurück bei F., der noch auf der Untersuchungsliege lag, wies ich ihn darauf hin, dass durch die Spritze keine Schmerzfreiheit zu erwarten sei, es aber darauf ankäme zu entscheiden, ob die Schmerzen bei den folgenden Tests weniger intensiv wären. Mithilfe der visuellen Analogskala, mit der die Patienten die Intensität ihrer Schmerzen gut beschreiben können, wurde schnell deutlich: Tatsächlich hatten sich die Beschwerden deutlich zurückgebildet. Zufrieden mit dem Ergebnis und überzeugt, F. helfen zu können, rief ich den Mannschaftsarzt an, informierte ihn über den Befund, und wir einigten uns darauf, dass F. am nächsten Tag an der Leiste operiert würde.

Kurz vor Operationsende entschloss ich mich noch einmal in Richtung der Adduktoren zu tasten. Manchmal wird man als Operateur von einem siebten Sinn geleitet, der einem in entscheidenden Augenblicken hilft, das Richtige zu tun. Ohne diesen Sinn wären wir oft verloren. Ich erweiterte die Präparation also ein wenig in Richtung des Adduktoren-Ansatzes und tastete mit meinem Zeigefinger vorsichtig die Stelle des Entzündungsherdes ab. Wirklich zu tasten war nichts. Ich glaubte lediglich, eine kleine Delle im Bereich der Muskelhaut zu fühlen – und dies ließ mich stutzen.

Ich tastete noch einmal und dann ein drittes Mal. Dann sah ich die Operationsschwester an. Ich hatte mich bereits entschieden! Ich sagte ihr, wir würden den Ansatz des Adduktorenmuskels freilegen. Das hieß, die Operation würde sich um mindestens eine Stunde verlängern.

Als ich den Ansatz freigelegt hatte, sah ich etwas, das ich weder in dieser Form, noch in diesem Ausmaß je zuvor gesehen hatte: Hinter der kleinen Delle, die ich ertastet hatte, verbarg sich eine muskuläre Trümmerlandschaft. F. mochte eine weiche Leiste haben und ihre Operation mochte vernünftig gewesen sein, aber sein eigentliches Problem hatte ich gerade zufällig entdeckt. Keine Röntgenaufnahme, keine der vielen MRTs hatte es uns gezeigt: Er hatte sich den oberflächlichen Adduktorenmuskel unmittelbar an seinem Ansatz am Schambein abgerissen. Es war insofern äußerst ungewöhnlich, da solche Verletzungen eigentlich immer mit einem erheblichen Trauma und sofort einsetzenden starken Schmerzen verbunden sind. Dieser Abriss musste nahezu „still" verlaufen sein, vermutlich über längere Zeit und verdeckt durch die Behandlung mit Kortison.

Zwischen dem abgerissenen Muskel-Knochenstück und dem Schambein hatte sich keine feste, belastbare Verbindung mehr gebildet. Immer, wenn F. den Muskel anspannte, wurde die gerade verklebte Wunde zwischen Muskel und Knochen wieder aufgerissen. Und genau diese immer wieder aufreißende Wunde verursachte seine Schmerzen. Das knöcherne Ersatzgewebe, das sich in den Monaten der Rehabilitation gebildet hatte, verhinderte, dass man diesen Befund bei der MRT sehen konnte: Bis auf die Entzündung des Schambeinknochens und der knochennahen Muskulatur hatte das MRT-Bild relativ normal ausgesehen. Wir Ärzte, die die Bilder kannten, hatten auf ihnen keinen Hinweis für eine schwerwiegende Verletzung finden können.

Normalerweise kann man einen abgerissenen Muskel wieder fixieren. Hierfür gibt es sehr ausgereifte Operationstechniken, bei denen der ausgerissene Muskel mit einer Art Anker wieder im Knochen befestigt wird. In diesem Fall war das nicht möglich, da die Veränderungen bereits zu ausgeprägt waren. In den vergangenen Monaten war der ausgerissene Muskel geschrumpft und hatte sich stark verkürzt. Der Muskel musste durchtrennt und das störenden

Knochenstück in der Nähe des Schambeins entfernt werden. Dann wurde der Muskel auf dem darunter liegenden Adduktorenmuskel, dem Muskulus adduktor brevis, fixiert um zu verhindern, dass er sich ohne diese Fixierung zusammenrollte. Damit war die Operation beendet. Als ich F. am nächsten Tag im Krankenhaus besuchte, ging es ihm bereits so gut, dass ich ihn nach Hause entlassen konnte. Drei Monate nach dieser etwas ungewöhnlichen Operation einer weichen Leiste, spielte er wieder Fußball und machte die linke Abwehrseite seiner Mannschaft zuverlässig dicht.

Halbzeitpause – Muskelverletzungen schmerzhaft, häufig und langwierig!

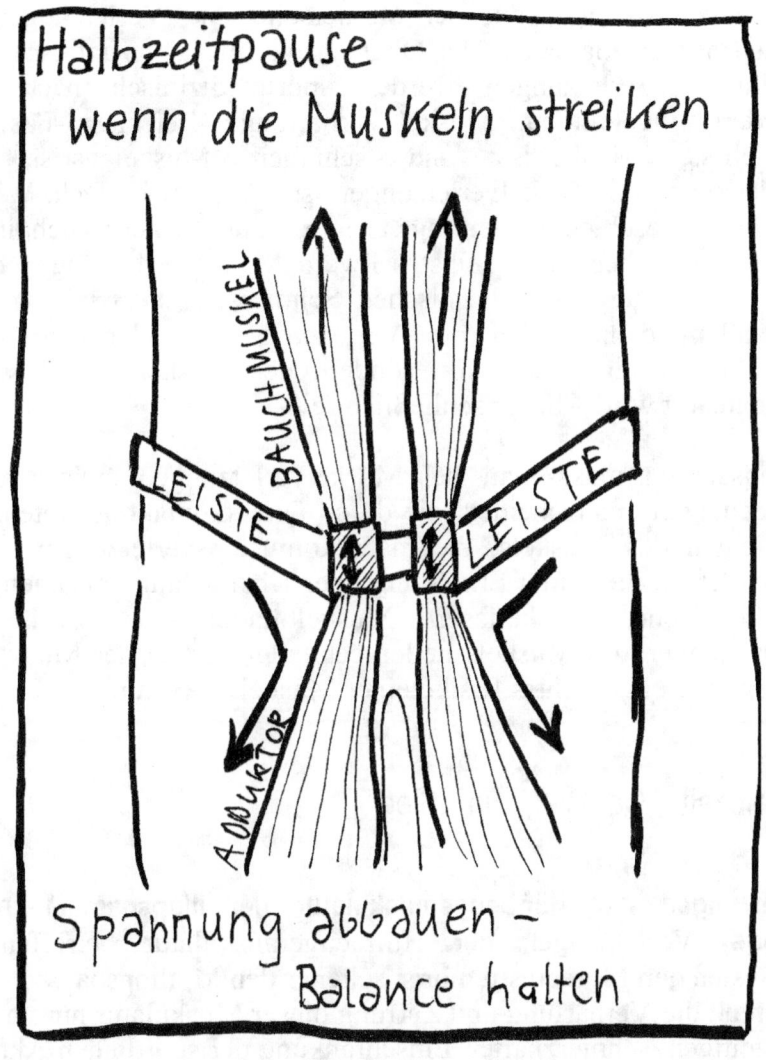

Abb. 12 Häufig verletzte Muskeln.

**Verletzungen der Hüftbeuger**
**Verletzungen der Adduktoren**
**Insertionstendopathien**

35 Prozent aller Fußballverletzungen sind Muskelverletzungen, am häufigsten ist der Oberschenkel betroffen. Im Zusammenhang damit treten oft auch Leistenschmerzen auf. Am Oberschenkel muss man zwischen Verletzungen der Adduktorenmuskeln, der Hüftbeugemuskulatur auf der Vorderseite und Verletzungen der Hamstringmuskulatur auf der Oberschenkelrückseite unterscheiden. Muskuläre Verletzungen werden sportmedizinisch nach ihrer Schwere eingeteilt in: Muskel-Verhärtung, -Zerrung, -Faserriss, Bündelriss, Muskelriss und sehnigen Muskelausriss. Die Aufdeckung von Muskelverletzungen ist scheinbar einfach. Wie die berichtete Geschichte allerdings zeigte, kann es aber auch immer wieder geschehen, dass selbst schwere Muskelverletzungen durch die Überlagerung von chronischen Schmerzen übersehen werden. Vor allem dann, wenn die Verletzung kein klar umrissenes, einmaliges Ereignis darstellt, sondern der Muskel immer wieder traumatisiert wird – bis er schließlich reißt.

Grundsätzlich muss man bei Muskelverletzungen zwischen den Verletzungen unterscheiden, die durch Direktkontakt auftreten, also Prellungen des Muskels, die man Kontusionsverletzungen nennt. Und solchen, die durch Ermüdung oder Überlastung entstehen, also die klassischen Muskelfaser-, Muskelbündel- oder Muskelrisse. Quetschungen des Muskels heilen schneller ab, als der Muskelriss, bergen aber ein erhöhtes Risiko einer Muskelverkalkung.


## 2. Halbzeit – Der Weg zum „Sieg"


**Verletzungen der Hüftbeugemuskulatur (M. iliopsoas M. rectus femoris)** Verletzungen der Hüftbeugemuskulatur betreffen am häufigsten den M. rectus femoris, seltener den M. iliopsoas.
Während die Verhärtung und Zerrung dieser Muskulatur nur zu einer kurzzeitigen, schmerzhaften Einschränkung der sportlichen Aktivität durch ein ziehendes Spannungsgefühl im Oberschenkel führt, kommt es bei den schwereren Muskelverletzungen zu weitergehenden Symptomen.
**Krankheitszeichen** Die Sportler geben gewöhnlich einen plötzlichen messerstichartigen Schmerz in der betroffenen Oberschenkelmuskulatur an; bei Muskelabrissen ist der Schmerz oft

schlagähnlich dumpf und mit einem sofortigen kompletten oder auch teilweisen Funktionsverlust des Muskels verbunden. Die Betroffenen brechen daraufhin ihre sportliche Aktivität umgehend ab. Verletzungen des tiefen Hüftbeugers, des M. iliopsoas, ereignen sich oft, wenn der Fußballspieler bei dem Versuch den Ball zu schießen, mit dem Schussbein in den Boden tritt und den Ball verfehlt. Da die Hüftbeuger in unmittelbarer Nähe zur Leistenregion verlaufen, klagen die Betroffenen auch immer wieder über Leistenschmerzen.

Bei der Untersuchung findet sich ein Bewegungs- und Dehnungsschmerz der Oberschenkelmuskulatur. Größere Muskelverletzungen führen zu einer Störung der Muskel-Funktion. Sind etwa die Hüftbeuger betroffen, ist eine Hüftbeugung gegen einen Widerstand nur noch schwer möglich. Häufig besteht bei der Abtastung der Muskulatur ein erheblicher örtlicher Druckschmerz über dem verletzten Muskel, gelegentlich ist eine Lücke zu tasten oder eine regelrechte Delle in der Muskulatur sichtbar. Ein Bluterguss in der Muskulatur und der Haut kann vorkommen.

**Untersuchungsmethoden** Die Diagnose einer Muskelfaser- oder Muskelbündelverletzung, ebenso wie die eines Muskelabrisses, ergibt sich aus der Schilderung der Beschwerden des Patienten und der Untersuchung.

In der Sonographie kann die Muskelverletzung gut dargestellt werden. Kleinere Verletzungen sind nur schwer sichtbar zu machen. Zur genaueren Darstellung des Ausmaßes und des Ortes der Muskelverletzung erfolgt ergänzend eine MRT. Diese Untersuchung erlaubt es, zwischen den einzelnen Graden der Muskelverletzung zu unterscheiden. Auch die Zuordnung der Verletzung zu einem Muskel ist im MRT- Bild sehr gut möglich.

**Behandlung** Muskelverhärtungen und Muskelzerrungen bedürfen nur einer kurzen konservativen physiotherapeutischen Behandlung, gelegentlich einer zusätzlichen lokalen Infiltration. Die sportliche Pause beträgt meist nicht länger als fünf Tage.

Schwerere Muskelverletzungen wie etwa der Muskelfaserriss müssen 14 Tage konservativ physiotherapeutisch behandelt werden. Lokale Infiltrationen am oberen und unteren Rand des verletzten Muskels in den ersten Tagen nach der Verletzung scheinen die Heilung deutlich zu beschleunigen. Der Muskelbündelriss wird wie der Muskelfaserriss behandelt. Allerdings beträgt die

Behandlungszeit sechs Wochen. Blutergüsse sollten wegen der Gefahr der Verkalkung und der damit verbundenen weiteren Einschränkungen des Sportlers frühzeitig entlastet werden. Sehnige Muskelausrisse mit einem Zurückrutschen der Sehne können beim M. rectus femoris refixiert werden. Beim M. iliopsoas wird eine solche seltene Verletzung eher konservativ behandelt. Muskelrisse und sehnige Ausrisse müssen 12-16 Wochen behandelt werden.

---

**Merke** Bei zu früher Belastung droht das erneute Reißen der Muskulatur (sog. Reruptur). Dies stellt eine sehr ernsthafte Komplikation dar. Große Blutergüsse (Hämatome) und eine forcierte Behandlung nach einer Muskelverletzung können zu einer Muskelverkalkung (Myositis ossificans) führen, die nur schwer zu behandeln ist.

---

**Verletzungen der Adduktorenmuskulatur (M. adduktor longus und M. adduktor brevis)** Verletzungen der Adduktorenmuskulatur sind beim Fußballer häufig. Die Schmerzen sind auf der Innenseite des Oberschenkels lokalisiert. Aber auch Leistenschmerzen kommen im Zusammenhang mit Muskelverletzungen in dieser Region vor. Bei großen ausgedehnten Verletzungen der Adduktorenmuskulatur muss die sportliche Aktivität sofort eingestellt werden. Zeitverzögert zeigt sich oft ein Bluterguss.

**Krankheitszeichen** Wie bei allen anderen Muskelverletzungen kommt es in Abhängigkeit des Verletzungsgrades entweder zu einem langsam zunehmenden Schmerz, der vom Athleten oft als „Zumachen" der Muskulatur beschrieben wird. Dahinter verbergen sich gewöhnlich ermüdungsbedingte Muskelverhärtungen oder eine Muskelzerrung.

Muskelverletzungen (Muskelfaserriss, Muskelbündelriss, Muskelausriss) sind dagegen mit einem plötzlichen Schmerz verbunden. Als oft problematisch erweisen sich Kortisoninjektionen, die relativ häufig angewandt werden, wenn der Athlet im Vorfeld bereits über muskuläre Ansatzschmerzen geklagt hat. Sie führen langfristig zu einer Schwächung der Muskulatur und Sehnen. Damit wiederum erhöht sich das Risiko neuer Muskelverletzungen.

---

**Merke** Kortisonhaltige Spritzen in die Muskulatur oder den Ansatz der Muskulatur erhöhen das Risiko einer Muskelverletzung.

---

In Abhängigkeit von der Verletzung klagt der Sportler entweder über einen dumpfen oder stechenden Schmerz im inneren Oberschenkel, der bis in die Leiste ziehen kann. Häufig betroffen von einer Verletzung sind der M. adduktor longus und der M. adduktor brevis, zumeist ansatznah am Schambein. Die Untersuchung des Muskels durch den Arzt erzeugt einen Druckschmerz. Die passive Dehnung ist schmerzhaft. Fordert man den auf dem Rücken liegenden Patienten auf, die Beine gegen einen Widerstand zusammen zu pressen, wird zuverlässig ein Schmerz im Oberschenkel ausgelöst, der oft mit einer Kraftminderung verbunden ist.

**Untersuchungsmethode** Die Diagnose einer Adduktorenverletzung ergibt sich aus der klinischen und der Ultraschalluntersuchung, in der sich unmittelbar nach der Verletzung die Einblutung in die Muskulatur sehr gut darstellen lässt. Etwas eingeschränkt gilt dies auch für eine Teilverletzung oder eine komplette sehnige Verletzung des M. adduktor longus oder brevis am Schambein. Ergänzend sollte stets eine MRT-Untersuchung durchgeführt werden. Ältere Verletzungen der Adduktorenmuskulatur am Ansatz des Schambeins sind allerdings sowohl im Ultraschall als auch im MRT nur schwer nachzuweisen. Manchmal gelingt es, wenn sich zusätzlicher Knochen am Muskelansatz gebildet hat. Alternativ muss bei langanhaltenden Beschwerden stets an eine solche fehlverheilte, ansatznahe Verletzung gedacht werden.
Immer wieder treten im Zusammenhang mit Muskelverletzungen der Adduktoren auch Leistenschmerzen auf. Dafür verantwortlich ist die unmittelbare Nachbarschaft des Ansatzes der Adduktorenmuskulatur am Schambein und dem Leistenbandansatz.

**Behandlung** Die Behandlung der leichteren Muskelverletzungen ist konservativ. Sie entspricht der Behandlung der Verletzungen der Hüftbeugemuskulatur. Frische Abrisse der Adduktorenmuskulatur (des M. adduktor longus) können mit einem Ankersystem wieder am Knochen befestigt werden. Diese Befestigung birgt allerdings die Gefahr einer narbigen Verkürzung des Muskels und damit verbundener Muskelansatzschmerzen. Ein vollständiger Abriss des M. adduktor longus kann auch beim Fußballer toleriert werden. Der Kraftverlust ist sehr gering. Der Muskel darf sich allerdings nicht zusammenrollen, auch Verkalkungen sollten sich nicht bilden. Chronische Schmerzen (länger als 6 Monate) nach vorausgegangener Verletzung am Ansatz des M. adduktor longus oder brevis, können operativ behandelt werden. Oft verbergen sich dahinter Teilverletzungen der Sehne.

**Die Überlastungserkrankungen der Muskulatur** Zu den Überlastungserkrankungen der Muskulatur werden die Insertionstendinosen gerechnet: Eine lokale chronische Reizung des Sehnenansatzes am Knochen. Überdurchschnittlich oft betroffen beim Fußballer: Die Sehne des M. adduktor longus. Dieser Muskel hat einen nur wenige Zentimeter messenden Ansatz am Schambein. Die hohe Belastung der Adduktorenmuskulatur in Verbindung mit der geringen Ansatzfläche am Schambein scheinen für die chronische Entzündung verantwortlich zu sein. Erschwerend kommen oft noch Triggerpunkte in der Adduktorenmuskulatur hinzu, die ihrerseits zu einer Spannungszunahme der Muskulatur führen und so den Reiz am Knochen-/Sehnenübergang zusätzlich erhöhen.

**Krankheitszeichen** Im Gegensatz zu muskulären Verletzungen berichten die Athleten über einen chronisch anhaltenden Schmerz direkt am Übergang zwischen Sehne und Knochen. An einen plötzlichen Schmerz können sie sich nicht erinnern. Die Schmerzen sind oft auszuhalten, nehmen aber unter Belastung zu und zwingen dann zum Abbruch der sportlichen Aktivität. Oft hält der Schmerz noch einige Zeit über die Belastung hinaus an. Auch können selbst kleinste Belastungen den Schmerz erneut auslösen – bis schließlich die sportliche Aktivität ganz eingestellt werden muss.
Wie sooft finden sich Schmerzen beim Anspannen der Muskulatur der Beine gegen einen Widerstand. Der Schmerz nahe des Übergangs der Muskelsehne zum Knochen strahlt in den Oberschenkel oder in die Leistenregion aus. Die Muskelkraft ist schmerzbedingt deutlich herabgesetzt. Die passive Dehnung des Muskels ist dagegen in der Regel schmerzfrei.

**Untersuchungsmethode** Die Ultraschalluntersuchung in der Nähe von Knochen bzw. am Übergang von Sehnen zum Knochen ist immer schwierig, da der Knochen zu sogenannten Auslöschungen im Ultraschallbild führt. Manchmal gelingt es im Ultraschall einen lokalen Entzündungsherd an der Sehne des Muskels darzustellen.

Auch mit der MRT gelingt kein verlässlicher Nachweis einer chronischen Entzündung, da die Entzündungsherde oft sehr klein sind.

Manchmal ist eine örtlich gesetzte Betäubungsspritze, die zu nachfolgender Schmerzfreiheit führt, ein guter diagnostischer Beweis.

**Behandlung** Die Behandlung von Entzündungen des Muskelansatzes des M. adduktor longus erfolgt meist konservativ: Üblicherweise eine lokale schmerzstillende Infiltration mit einem Betäubungsmittel, zuckerhaltigen Lösungen(Glukoselösung versetzt mit einem Betäubungsmittel) oder initial (bei starken Beschwerden) auch einmalig mit Kortison. Neuere Behandlungsmethoden sind die Injektion von plättchenreichem Plasma und Hyaluronsäure. Beiden Substanzen wird eine antientzündliche Wirkung zugeschrieben.

Ergänzt werden diese Maßnahmen durch eine physiotherapeutische Behandlung, insbesondere aktive Trainingsprogramme. Möglich ist auch eine Behandlung mit lokaler radialer extrakorporaler Stoßwellentherapie. In aussichtslosen Fällen kann eine Operation der Sehnenansatzreizung erwogen werden. Hierbei wird die Sehne des M. adduktor longus von ihrem Schambein-Ansatz gelöst. Die orthopädisch-sportmedizinische Literatur berichtet von sehr guten Operationsergebnissen. Nahezu alle Athleten, die sich unter Studienbedingungen einem solchen Eingriff unterzogen hatten, kehrten bei nur minimalem Kraftverlust im Bein zu ihrer alten sportlichen Aktivität zurück.

# 6.6 Wenn das Hüftgelenk „streikt

*Du musst dein Leben ändern.*

*R.M. Rilke*

## 1. Halbzeit – Der ewige Patient A. oder: Was man alles sehen kann, wenn sich der Kontrast erhöht

Dass A. wieder in meinem Wartezimmer saß, machte mich, um ehrlich zu sein, nicht sonderlich glücklich. Ich hatte ihn vor vier Jahren bereits wegen seiner Leistenschmerzen behandelt und ihn

schließlich auch an der linken Leiste operiert. Die Operation hatte seine Schmerzen jedoch nicht beseitigen können. Üblicherweise können die Patienten nach einer Leistenoperation wegen einer weichen Leiste nach spätestens sechs Wochen wieder Fußball spielen.
Die Wunde ist dann ausreichend stabil verheilt und nach einer ordentlichen Physiotherapie sollten sie dann schmerzfrei sein.

Bei A. war dies leider nicht der Fall. Er war mit besonderem Langmut ausgestattet. Noch Monate nach der Operation tauchte er zweimal wöchentlich in meiner Praxis auf, um mich freundlich darauf hinzuweisen, dass trotz meiner Bemühungen, die er, wie er mir immer versicherte, zu schätzen wisse, keine nennenswerte Änderung seiner Schmerzen eingetreten sei. A. war Freizeitfußballer und spielte in einem der vielen hundert Vereine, die es in Berlin gibt. Dabei war er nicht weniger engagiert als ein Profi. A. war verheiratet, hatte zwei Kinder und spielte seit frühester Kindheit Fußball. Auch wenn es nie für eine höherklassige Mannschaft gereicht hatte, machte es ihm doch Spaß und inzwischen fast 30-jährig wollte er nicht darauf verzichten. Wenn er am Nachmittag von der Arbeit kam, ging er mit großer Freude zum Training. Dass ihn seine Leistenschmerzen nun daran hinderten, machte ihn anfangs traurig, schließlich sogar etwas depressiv. Irgendwann stellte er seine Besuche in meiner Praxis ein. Und um ehrlich zu sein, war ich ein bisschen froh darüber, denn ich wusste nicht, wie ich ihm hätte helfen können.

Aber nun saß er wieder in meiner Praxis. Ich ahnte Schlimmes. Er erzählte mir zunächst, dass sich die damaligen hartnäckigen Beschwerden nach Monaten von selbst gegeben hatten, dass er wieder beschwerdefrei Fußball spiele. Nur habe er sich in der vergangenen Woche „leicht" verletzt und in der linken Leiste würde es ein wenig ziehen. Die Schmerzen strahlten bis in die oberen Adduktoren aus. Wenn A., während meiner Untersuchung, etwas weh tat, jammerte er nicht, sondern grinste etwas verschmitzt, eine Verhaltensweise, die er aber auch beibehielt, wenn es nicht weh tat. So hatte ich stets das leicht irritierende Gefühl, er würde mich irgendwie an der Nase herumführen. Obwohl es dafür natürlich keinen einsichtigen Grund gab, musste ich mich fast ein wenig zwingen, ihn ernst zu nehmen. Zunächst schloss ich einen erneuten

Leistenbruch aus. Das war seine größte Angst gewesen. „Nichts an der Leiste zu finden!", sagte ich und legte einen besonderen Optimismus in meine Stimme. „Vermutlich nur eine Zerrung, die, davon ist auszugehen, von allein besser wird. Spätestens in zwei Wochen spielen Sie wieder Fußball." Ich wählte die Zeitspanne bewusst etwas länger um zu verhindern, dass A. in der nächsten Woche wieder in meiner Sprechstunde saß.

So sah ich ihn erst 14 Tage später wieder. „Ich habe noch die gleichen Schmerzen wie vor 14 Tagen", sagte er und lächelte jenes mir so bekannte Lächeln.
„Könnte es nicht doch die Leiste sein?", fragte er noch einmal, so als hätten wir das nicht bei seinem letzten Besuch ausführlich besprochen.
„ Nein, das habe ich doch ausgeschlossen", antwortete ich vielleicht eine Spur zu barsch. „Möglicherweise...", mir fiel nichts ein, „möglicherweise", ich setzte neu an, „...eine etwas hartnäckige Nervenreizung. Vermutlich hat sich Narbengewebe gelöst und die Nerven werden gereizt durch die Wunde oder neue Verwachsungen." Ich schwieg und sah ihn an. Was für eine fadenscheinige Erklärung, dachte ich vor mir selbst.
„Und was machen wir?", fragte er.
„Eine Spritzenkur!"
Diese Nervengeschichte wäre tatsächlich möglich, wenn auch relativ unwahrscheinlich. Und so begannen wir mit einer zweiwöchigen Behandlung. Montags und donnerstags bekam A. kleine Injektionen eines Betäubungsmittels in die Leiste. Ich forderte ihn auf, danach zu trainieren, um die Wirkung zu überprüfen. Leider gab es keine. Um sich zu vergewissern, fragte er ein weiteres Mal, ob es nicht doch die Leiste wäre? Schließlich ließ ich eine MRT des Beckens machen, die mir etwas Zeit schenkte, aber leider ebenso wenig erbrachte, wie die anschließende Röntgenuntersuchung der Hüftgelenke. Auch die physiotherapeutische Behandlung zeigte keinerlei Ergebnisse. Woche für Woche tauchte A. mit der bekannten Hartnäckigkeit in meiner Praxis auf, um zu berichten, dass sich nichts an seinen Beschwerden gebessert hatte. Schließlich schlug ich vor, zu testen, ob seine Beschwerden möglicherweise vom Hüftgelenk stammten – obwohl das Röntgenbild unauffällig aussah.

Schon seit langem ist bekannt, dass kleinere Verletzungen des

Hüftgelenks, insbesondere Risse im Labrum, dem knorpligen Rand der Gelenkpfanne, aber auch kleinere Knorpelschäden in der Hüftpfanne und am Hüftgelenkskopf, Schmerzen in der Leiste verursachen können. Ich schlug A. eine Probeinjektion mit einem Betäubungsmittel in das Hüftgelenk vor. Er willigte ein. Nach der Injektion schickte ich ihn nach Hause und bat ihn, seine Schmerzen in den nächsten Tagen genau zu beobachten.

In der folgenden Woche tauchte A. in der Praxis auf, um mit der ihm eigenen Art festzustellen, es hätte sich nichts geändert. An jenem Tag, erschöpft von der Arbeit und tatsächlich ratlos, erklärte ich ihm, dass ich ihm nicht helfen könne und ihn zu einem Orthopäden überweisen würde, der noch einmal seinen Rücken untersuchen solle. Ich erhoffte mir wieder einen Zeitgewinn. Es war mir mittlerweile fast unerträglich, ihn jede Woche in meiner Praxis zu sehen, ohne ihm wirklich helfen zu können. Diesmal verschwand A. für vier Wochen. Die Behandlung des Orthopäden hatte nichts geändert. Der Kollege hatte allerdings schnell die Geduld mit ihm verloren und ihn kurzer Hand wieder zu mir zurück geschickt.

Obwohl mein Behandlungsversuch mit der Injektion in das Hüftgelenk zu keiner Besserung seiner Schmerzen geführt hatte, nahm ich intuitiv trotzdem eine Verletzung dieses Gelenks als Ursache seiner Beschwerden an. Warum, so fragte ich mich, im Nebel meiner Erinnerungen stochernd, hatte es vor vier Jahren so lange gedauert, bis er wieder Fußball spielen konnte? Vermutlich, dachte ich, war auch damals nicht seine weiche Leiste die Ursache für die Beschwerden gewesen. Wir hatten es nur nicht herausgefunden, weil sie sich ja von selbst gegeben hatten.

Aber jetzt waren die Schmerzen, ausgelöst durch eine unglückliche Bewegung, wieder da. Positiv betrachtet: Wir hatten eine neue Chance die Ursache zu finden!

Also noch einmal zurück zu seinem Hüftgelenk. Es gibt eine aufwendigere Untersuchung des Gelenks, bei der ein Kontrastmittel in das Gelenk gespritzt und im Anschluss daran das Gelenk mit der MRT untersucht wird. Diese Methode erlaubt eine sehr genaue Darstellung der Strukturen des Hüftgelenks. Diese spezielle Form der MRT

deckte A.s Problem endlich auf: Ein Riss in dem knorpligen Ring der Gelenkpfanne und eine deutliche Schädigung des Knorpels der

Hüftpfanne. Warum meine Hüftgelenksinjektion in diesem Fall nicht weiter geholfen hatte, vermag ich nicht zu sagen. Die nachfolgende Spiegelung des Hüftgelenks, bei der der Riss im Labrum beseitigt wurde, machte A. noch nicht beschwerdefrei. Ein weiterer Eingriff, einer Knorpeltransplantation, war noch nötig. Zwölf Wochen später kehrte A. wieder zu seiner Mannschaft zurück.

Halbzeitpause – Auch das Hüftgelenk macht Leistenschmerzen!

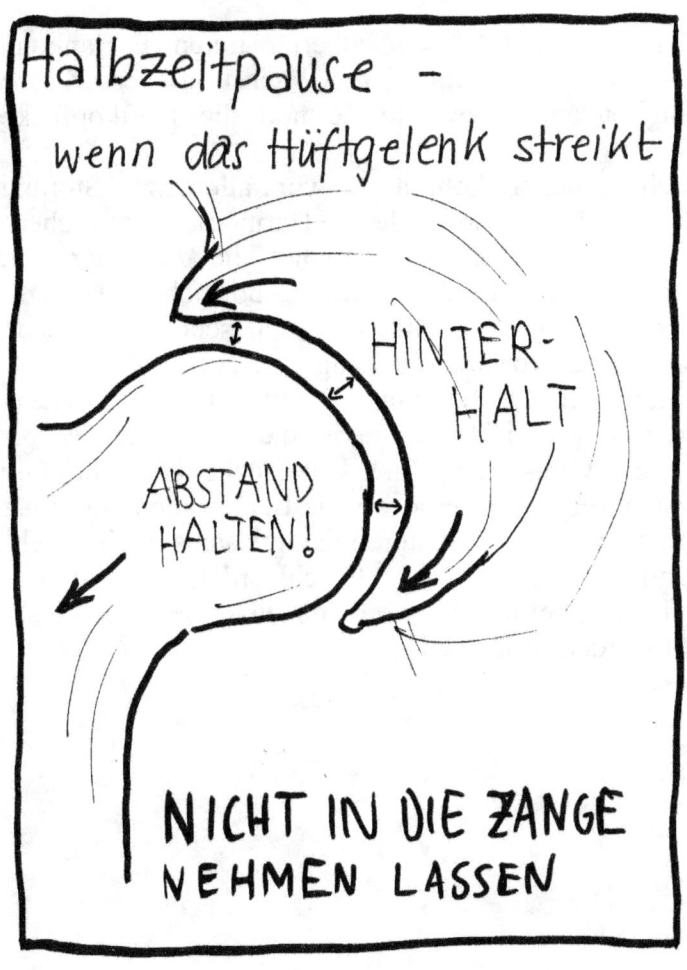

Abb. 13 Hüfterkrankungen sind nicht nur ein Problem des älteren Sportlers.

## Coxarthrose
## Impingmentsyndrom
## Labrumläsion

War man früher der Meinung, dass Erkrankungen des Hüftgelenks erst in höherem Alter auftreten, weiß man heute, dass auch junge aktive Sportler immer häufiger davon betroffen sind. Im Gegensatz zu älteren Patienten, die bei einer Hüftgelenksarthrose unter typischem Hüftschmerz leiden, geben jüngere oft einen tiefen Leistenschmerz an.

In der Kindheit und frühen Pubertät treten Erkrankungen des Hüftgelenks auf, die mit dem Wachstum des Knochens in Verbindung stehen (Epiphysiolyse und die Hüftkopfnekrose M. Perthes).
Im Erwachsenenalter kommt es vor allem zu Störungen der Gelenkkongruenz, also der Harmonie zwischen dem Hüftgelenkskopf und der Hüftpfanne, die zu einer vorzeitigen Abnutzung führen. Unter starker sportlicher Belastung des Hüftgelenks werden viele Athleten auch schon in frühen Stadien dieses Abnutzungsprozesses auffällig.
Meist kommen sie mit hartnäckigen Leisten- und Adduktorenschmerzen in die Praxis, die sich unter den bisherigen Therapien nicht besserten. Ihre Untersuchung ergibt aber weder einen Leistenbruch, noch eine weiche Leiste, auch eine Entzündung oder Verletzung der Adduktoren ist meistens nicht nachweisbar. Hintergrund dieser Beschwerden sind oft Hüftgelenksveränderungen, von denen, die wichtigsten hier vorgestellt werden sollen.

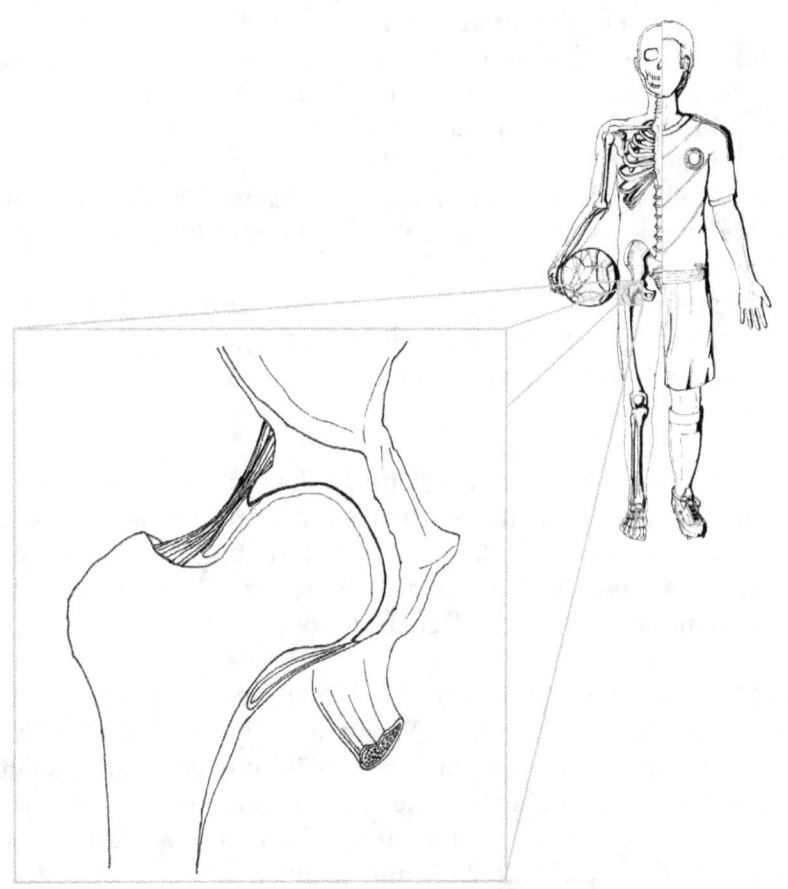

Abb. 14 Das Hüftgelenk

**Abnutzung des Hüftgelenks (Coxarthrose) – Krankheitszeichen** Die zumeist etwas älteren Patienten berichten über Schmerzen im Hüftgelenk (Abb. 14) und manchmal auch in der Leiste, ausstrahlend in den Oberschenkel, zuweilen sogar bis ins Knie. Anfänglich treten die Schmerzen lediglich unter Belastung auf, in fortgeschrittenen Stadien der Arthrose allerdings auch nachts und in Ruhe. Immer wieder berichten Patienten über Schmerzen, wenn sie aus einer sehr tiefen Sitzposition aufstehen. Typisch ist auch ein sogenannter „Anlaufschmerz". Mit fortschreitender Abnutzung nehmen auch die

Fehlstellungen des Hüftgelenks zu. Die begleitenden Abnutzungen an der Wirbelsäule führen zu einer Verschlimmerung der Beschwerden, da die Wirbelsäule dann als Kompensationsebene ausfällt. Die Erkrankung schreitet über Jahre kontinuierlich fort.

In Abhängigkeit vom Stadium der Erkrankung und der Fehlstellung des Hüftgelenks finden sich verschiedene Auffälligkeiten.

**Flexionsstellung**: Beckenkippung nach vorn, Hyperlordose der Lendenwirbelsäule mit Kreuzschmerzen

**Adduktionsstellung**: scheinbare Beinverkürzung mit Beckenschiefstand und kompensatorischer Skoliose, sowie Kreuzschmerzen

**Abduktionsstellung:** scheinbare Beinverlängerung mit Beckenschiefstand und Skoliose zur anderen Seite

**Außenrotationsstellung**: veränderte Beanspruchung des Beins mit „Schonhinken"

Typisch ist eine oft schmerzhafte, deutlich eingeschränkte Beweglichkeit des Hüftgelenks – zunächst der Innenrotation, später der Abduktion des Hüftgelenks. Die betroffenen Patienten erkennt man häufig am spezifischen Gang: dem Schonhinken und der verkürzten Standphase des betroffenen Beins.

**Untersuchungsmethode** Die Verdachtsdiagnose wird durch das Röntgenbild erhärtet, das die Veränderungen im Hüftgelenk aufzeigt. Diese beginnen mit einer Verschmälerung des Gelenkspalts und einer reaktiven Knochenbildung am Gelenkrand in Form von knöchernen Randzacken. Schließlich kommt es zu einer Deformierung der Gelenkform mit zunehmender Versteifung (Ankylose).

**Behandlung** In den frühen Phasen der Hüftgelenksarthrose kommen Krankengymnastik, thermische, hydro- und balneotherapeutische Anwendungen in Frage.

Sie werden ergänzt durch Schmerzmittel. Möglich sind auch Gelenkinjektionen die Betäubungsmittel, Kortison, antientzündlichen Substanzen wie plättchenreichem Plasma oder Knorpelersatzstoffen, die Hyaluronsäure enthalten. Diese Medikamente können zwar das Fortschreiten einer Arthrose nicht verhindern, lindern aber oftmals erheblich die Beschwerden. Orthopädische Maßnahmen wie eine Absatzerhöhung, weiche

Absätze oder Sohlenpuffer können ebenfalls eingesetzt werden. Bei therapieresistenten Schmerzen erfolgt der künstliche Gelenkersatz.

---

**Merke** Sportler mit einer manifesten Coxarthrose sollten die Sportart sorgfältig auswählen. Sportarten mit hoher Belastung des Hüftgelenks, maximalen Streck-, Beuge- oder Rotationsbewegungen sollten vermieden werden.

---

**Einklemmungserscheinungen des Hüftgelenks (Impingmentsyndrome) – Krankheitszeichen** Die Patienten berichten über einen diffusen Schmerz im Bereich des vorderen und seitlichen Oberschenkels bzw. tief in der mittleren Leiste. Aber auch über Schmerzen, die in die Adduktorenmuskulatur ausstrahlen. Anfänglich tritt der Schmerz lediglich während und unmittelbar nach sportlicher Belastung auf. In Ruhe bildet er sich schnell wieder zurück. Ein Schmerz in der Leiste oder im Oberschenkel, der über Stunden nach sportlicher Belastung anhält, kann immer auch Anzeichen einer Hüfterkrankung sein. Sie tritt oft schon bei sportlich aktiven jungen Erwachsenen auf.

Muskuläre Schmerzen sind anfänglich selten. Gelegentlich tritt ein Schmerz auf, wenn der Patient die Beine gegen Widerstand zusammen presst. Im Vordergrund steht allerdings eine häufig nur leicht gestörte Beweglichkeit des Hüftgelenks im Vergleich zur Gegenseite.

Wie bei der beginnenden Coxarthrose ist auch beim Impingmentsyndrom oftmals zunächst die Innenrotation des Gelenks gestört. Die maximale Beugung des Hüftgelenks – hält man diese Position bei der Untersuchung etwas länger – wird ebenfalls häufig als unangenehm empfunden. Offenbar kommt es bei der Beugung zu einer Druckbelastung im Bereich des vorderen Pfannenrandes durch den bereits abgenutzten knorpligen Rand (Labrum). Der Impingmenttest, bei dem das Hüftgelenk gebeugt, adduziert und innenrotiert wird, ist immer schmerzhaft.

**Untersuchungsmethode** Bereits die Untersuchung der Hüftgelenke im Seitenvergleich kann den Verdacht auf ein Hüftimpingment nahelegen. Die sonographische Untersuchung des Hüftgelenks führt dagegen nur bei fortgeschrittenen Befunden mit ausgedehnten Verkalkungen im Bereich der Hüftpfanne zu aufschlussreichen Ergebnissen. Üblicherweise wird die Diagnose mittels einer

Röntgenuntersuchung des Hüftgelenks in zwei Ebenen gestellt. Hierbei zeigt sich eine fehlende Taillierung am Hüftgelenk. Diese als „Bump" bezeichnete Störung, führt bei der Bewegung des Hüftgelenks zu einem Kontakt zwischen Hüftgelenkskopf und der Hüftpfanne. Besonders die Hüftpfanne wird dabei geschädigt. Ergänzend kann eine Untersuchung des Hüftgelenks mit einem Kontrastmittel, ein sogenanntes direktes Arthro-MRT des Hüftgelenks, veranlasst werden.

Klinisch lässt sich die Diagnose durch eine intraartikuläre Injektion von Procain oder Carbostesin sichern. Diese Injektion, korrekt ausgeführt, sollte zu einer deutlichen Besserung der Schmerzen im Hüftgelenk und der Leiste führen. Danach sollte die Beweglichkeit des Hüftgelenks erneut durch den Impingmenttest überprüft werden.

**Behandlung** Ein ausgedehntes Impingment mit Veränderungen an der Hüftpfanne und dem knorpligen Rand sollte, wenn Beschwerden bestehen, operiert werden. In Frage kommen die Hüftgelenksarthroskopie bzw. die Öffnung des Hüftgelenks über einen kleinen Schnitt (Miniarthrotomie). Bei diesen Operationen wird der Taillierung des Hüftkopfes wieder hergestellt und Veränderungen im Hüftgelenk bzw. an der Gelenklippe beseitigt. Weniger stark ausgeprägte Impingmentsyndrome können durchaus zunächst konservativ behandelt werden, wie durch die bereits erwähnten Injektionen in das Hüftgelenk.

---

**Merke** Nicht jedes Impingmentsyndrom muss operativ behandelt werden. Allerdings ist bei Nichtbehandlung immer wieder mit Schmerzen zu rechnen. Ein über längere Zeit bestehendes Impingment kann zu einer vorzeitigen Abnutzung des Hüftgelenks führen.

---

**Labrumverletzungen am Hüftgelenk – Krankheitszeichen** Das Labrum ist eine knorplige Lippe, die die Hüftpfanne vertieft. Das Labrum dient der zusätzlichen Fixierung des Hüftkopfes im Gelenk. Labrumverletzungen können sowohl Folge eines akuten Traumas als auch chronischer Belastung sein. Letztere sind erfahrungsgemäß häufiger. Die Patienten klagen über einen tiefen, diffusen Schmerz im Bereich der Leiste und/ oder des Oberschenkels.

Die Untersuchung bei Verdacht auf eine Labrumverletzung gleicht der bei einem Impingmentsyndrom. Oft sind Verletzungen der

Gelenklippe die Folge von Hüftgelenksveränderungen durch ein Impingment. In aller Regel sind die vorderen Anteile der Gelenklippe betroffen. Die Testung des Hüftgelenks zeigt eine schmerzhaft eingeschränkte Beweglichkeit

Es ist diese auffällig schmerzhafte Bewegungseinschränkung des Hüftgelenks bei jüngeren Sportlern, die den Verdacht auf eine solche Verletzung lenkt.

**Untersuchungsmethode** Beim Verdacht auf eine Labrumverletzung sollte stets eine Ultraschalluntersuchung gemacht werden. Diese einfache und kostengünstige Untersuchung erlaubt den Ausschluss von Flüssigkeitsansammlungen im Hüftgelenk oder muskulären Verletzungen im Bereich der vorderen Oberschenkelmuskulatur. Bei der aufmerksamen Untersuchung des Hüftgelenks gelingt es bisweilen, eine Labrumzyste zu erkennen, die mit der Verletzung zusammenhängt. Nach der Ultraschalluntersuchung wird das Hüftgelenk geröntgt. Radiologische Hinweise auf ein Impingment mit der typisch vermehrten Belastung der vorderen und seitlichen Anteile der Gelenkkapsel unterstützen den Verdacht auf eine Labrumverletzung.

Eine normale MRT (ohne Kontrastmittel) kann eine Labrumverletzung bereits nachweisen, eine mit Kontrastmittel schafft höhere Sicherheit.

**Behandlung** Eine Verletzung des Labrums wird heute, von wenigen Ausnahmen abgesehen, arthroskopisch operiert.

# 6.7 Wenn andere Erkrankungen ins Feld kommen

**Blinddarmentzündung** Es mag sonderbar klingen, aber auch eine Blinddarmentzündung kann Leistenschmerzen verursachen.

Üblicherweise liegt der Wurmfortsatz (Appendix) im rechten Unterbauch und löst dort bei einer Entzündung Bauchschmerzen aus: Typisch ist ein tiefer Schmerz im rechten Unterbauch auf einer Verbindungslinie zwischen Nabel und Beckenkamm. Der Wurmfortsatz kann sich aber auch ganz nah der Leistenregion befinden. Liegt er auf dem großen Beckenmuskel (M. iliopsoas), kann dies zu einer chronische Muskelreizung führen. Bei einem rechtsseitigen Leistenbruch gibt es die seltene Möglichkeit, dass sich der Blinddarm im Bruchsack befindet. Insbesondere bei einer chronischen Reizung kann in diesem Fall ein Schmerz in der Leiste ausgelöst werden. Auch einige andere, eher seltene entzündliche Darmerkrankungen, wie der M. Crohn und die Colitis ulcerosa können mit Leistenschmerzen auftreten.

**Gynäkologische Erkrankungen** Treten bei Frauen Leistenschmerzen auf, muss ebenfalls an Erkrankungen des Unterleibs gedacht werden. Findet sich kein eindeutig chirurgisches oder orthopädisches Krankheitsbild, sollten sie unbedingt einem Facharzt für Frauenheilkunde vorgestellt werden.

**Urologische Erkrankungen** Eine ergänzende urologische Untersuchung ist wichtig bei anhaltenden Leistenschmerzen ohne klare Ursache. Blasen- oder Prostataentzündungen, aber auch Hoden- und Nebenhodenerkrankungen sollten unbedingt ausgeschlossen werden.

**Erkrankungen, die einen Leistenschmerz auslösen können:**

**Brucherkrankungen**

Leistenbruch
Weiche Leiste
Schambeinentzündung
Instabilität der Symphyse

Schenkelbruch
Bauchwandbruch
Verletzungen der Bauchwandfaszie

**Muskelerkrankungen**

Entzündungen der Muskelansätze, der Adduktorenmuskulatur
und der geraden Bauchmuskulatur
Verletzungen der Adduktorenmuskulatur
Verletzungen der geraden Bauchmuskulatur
Verletzungen der schrägen Bauchmuskulatur
Psoassyndrom
Schleimbeutelentzündungen der Muskulatur (Bursitis iliopectinea)

**Erkrankungen der Nerven**

Nervenengpasssyndrome des
N. ilioinguinalis
N. genitofemoralis

N. iliohypogastricus
N. obturatorius
N. cutaneus femoris lateralis

**Orthopädische Erkrankungen**

Bandscheibenvorwölbung
Bandscheibenvorfall
Spondylolyse
Spondylolisthesis
Blockierungen/ Entzündungen
des Ilioscaralgelenks
Abrissfrakturen am Becken

Epiphysiolysen
Stressfrakturen am Becken
Femoroacetabuläres Impingment des
Hüftgelenks
Labrumläsionen
Coxarthrose

**Gynäkologische Erkrankungen**

Adnexitis

Ovarialzysten

**Urolologische Erkrankungen**

Blasenentzündung
Prostatitis

Hodenerkrankungen
Nebenhodenerkrankungen

**Internistische Erkrankungen**

Darmerkrankungen
Rheumatische Erkrankungen

Lymphknotenschwellungen

**Gefäßerkrankungen**

Aneurysmen

# 7. KAPITEL

# ERGÄNZENDE THERAPIEN

*Alle ding sind gift, und nichts ohne gift; alein die dosis macht, das ein ding kein gift ist.*

*Paracelsus*

## 7.1 Schmerzmittel: Warum nicht?

Laut statistischen Erhebungen betreiben etwa 50 Prozent aller sportlich aktiven Menschen eine Selbstmedikation mit Schmerzmitteln. Am häufigsten verwendet: Nichtsteroidale Antiphlogistika, die einen guten schmerzstillenden und anti-entzündlichen Effekt haben. Sie gelten nicht als Dopingmittel und müssen somit nicht der WADA oder der NADA gemeldet werden. Rund 40 Prozent der Sportreibenden werden die Medikamente vom Haus- oder Sportarzt verordnet. Auch bei Sportlern im Kinder- und Jugendalter nimmt die Einnahme zu: Etwa 20 Prozent von ihnen nehmen regelmäßig Schmerzmittel ein. Im Regelfall nicht selbst medikamentiert, da sie aufgrund ihres Alters nur schwer selbst an die Medikamente kommen. Angesichts dieser dramatischen Zahlen, stellt sich die Frage nach einem ausreichenden Problembewusstsein – sowohl bei den Sportlern, als auch bei denjenigen, die ihnen diese Medikamenten geben oder verordnen.

An sich ist gegen eine kurzzeitige Anwendung von Schmerzmitteln nichts einzuwenden. In vielen Fällen akuter entzündlicher Überlastungsschmerzen ist ihre Wirkung unbestritten. Dennoch sind aus ärztlicher Sicht zwei Hinweise sind in diesem Zusammenhang nötig: Der erste betrifft die Verordnung, die stets unter ärztlicher Kontrolle erfolgen und der eine entsprechende Diagnose zugrunde liegen muss. Das heißt im Klartext, dass vor einer Verordnung eine entsprechende ärztliche Untersuchung erforderlich ist.
Der zweite Hinweis richtet sich an die Sportler mit

Selbstmedikation: Es ist nämlich äußerst fraglich, inwieweit sie ausreichend mit den Nebenwirkungen dieser als COX 2-Hemmer bekannten Medikamente vertraut sind: Magenschleimhautentzündungen, Magengeschwüre sowie Blutungen aus Magen- und Darmschleimhäuten sind nicht selten. Die regelmäßige unkritische Einnahme kann zu einem Abfall der Hämoglobinkonzentration im Blut und zu Schädigungen der Niere (Voltaren/Diclofenac, Ibuprofen) und der Leber (Paracetamol) führen. Aber auch schwere Nebenwirkungen, die das Herz-Kreislaufsystem betreffen, können auftreten.

Neben den Schmerzmitteln werden bekanntermaßen zusätzlich sogenannte leistungssteigernde und antientzündliche Stoffe eingenommen, also Nahrungsergänzungsmittel bzw. Medikamente auf enzymatischer Basis. Diese Präparate haben sicherlich deutlich weniger Nebenwirkungen als die erwähnten nichtsteroidalen Antiphlogistika, sollten aber dennoch nur unter ärztlicher Aufsicht eingenommen werden.
Präparate die über das Internet bezogen werden und deren Herkunft unklar ist, bergen die Gefahr von Verunreinigungen. Nahrungsergänzungsstoffe aus diesen Quellen können durchaus dopingrelevante Substanzen enthalten! Um nicht in eine Dopingfalle zu tappen, sollte man sich bei Verwendung dieser Präparate an der sogenannten „Kölner Liste" orientieren.

## 7.2 Physiotherapeutische Tipps und Selbstübungen

Untersuchungen an Sportlern mit Leistenschmerzen zeigen immer wieder, dass die professionelle, gezielte physiotherapeutische Behandlung von entscheidender Bedeutung für die Überwindung der Schmerzen ist.
Liegen keine ernsthaften Erkrankungen vor, die einen Leistenschmerz erklären können, sondern lediglich muskuläre Überlastungssyndrome der beckenübergreifenden Muskulatur (mit einem Druckschmerz am Ansatz des Beckenknochens, einem Spannungsschmerz in der Adduktorenmuskulatur oder in der Leiste und den Adduktoren) sollte ein aktives physiotherapeutisches Behandlungskonzept angestrebt werden. Die verbreitete

Kombination von passiven mit aktiven Übungen führen, laut sportmedizinischen Untersuchungen, zu deutlich schlechteren Ergebnissen.

---

**Merke** Leistenschmerzen und Adduktorenschmerzen sollten gründlich ärztlich untersucht werden.

---

Wurde eine Begleit-Erkrankung ausgeschlossen, kann eine physiotherapeutische Behandlung die Heilung unterstützen. Neben der richtigen Behandlung, die auf eine Wiederherstellung der muskulären Balance zwischen Becken und Hüftgelenk abzielen sollte, erscheint die Dauer und Intensität der Behandlung wichtig. Ein dreimaliges 90-minütiges Übungsprogramm pro Woche ist optimal.

---

**Merke** Die konservative Behandlung des Leistenschmerzes verlangt eine kluge und effektive aktive Physiotherapie mit ausreichender Intensität.

---

Grundsätzlich kann ein gezieltes physiotherapeutisches Übungsprogramm die Häufigkeit von Sportverletzungen reduzieren. Dies wurde durch eine Vielzahl von sportmedizinischen Untersuchungen in Europa und den USA gezeigt. Ziel dieser oft empfohlenen Programme ist die Verbesserung der Koordination der für den Sport wichtigen Muskelgruppen. Sie werden auch als „sensomotorische" Trainingsprogramme bezeichnet. Die Sportler werden Übungen auf unebenem oder sich bewegendem Untergrund ausgesetzt. Ihre erfolgreiche Ausführung verlangt ein hohes Maß an Koordinationsfähigkeit. Diese im physiotherapeutischen Training erworbene Kompetenz wird automatisiert und später im Spiel (automatisch) unbewusst abgerufen. Das Training führt zu einem deutlich reduziertem Verletzungsrisiko.
Einige bewährte Selbstübungen sind diesem Kapitel angefügt.
Ziel dieser gezeigten Techniken ist die optimale Verbindung von Übungen zur Kräftigung, Mobilisation, Dehnung und Koordination aller Muskelgruppen, die auf das Becken Einfluss haben. So soll die Balance des Beckens wieder hergestellt und erhalten werden.

## Therapieziel: Kräftigung

Übung 1
Squats (freie Kniebeuge)

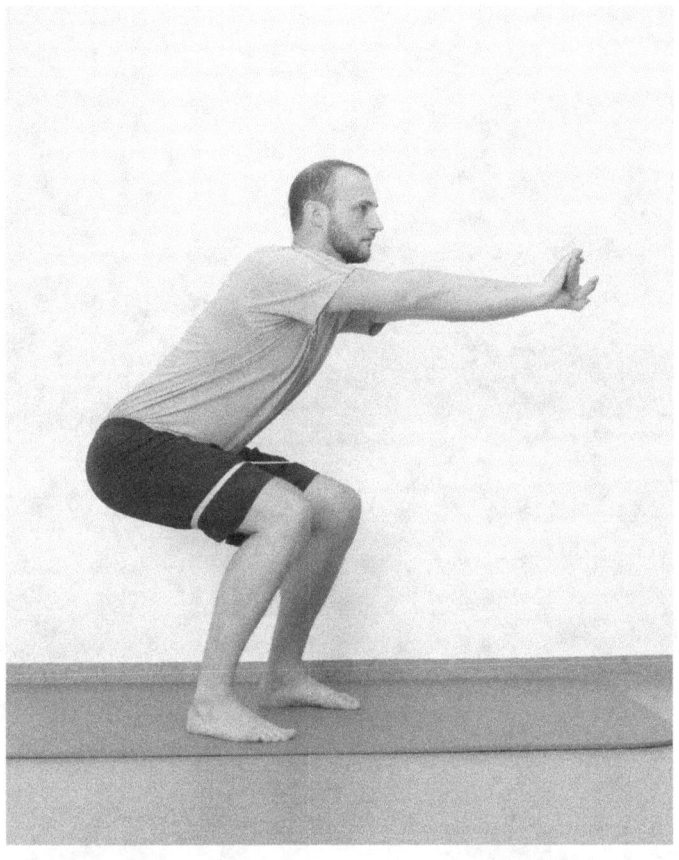

Die Füße sind weiter als hüftbreit auseinander. Die Hüftgelenke stehen in 30 Grad Außenrotation. Die Arme sind nach vorn ausgestreckt um das Körpergewicht auszugleichen. Jetzt langsam auf einen imaginären Stuhl setzen bis zu einer Kniebeuge von 90 Grad. Dann wieder langsam aufrichten, wobei die Knie nicht vollständig gestreckt werden.
**Beanspruchte Muskelgruppen:** vierköpfiger Oberschenkelmuskel, Gesäßmuskel, Rumpfmuskulatur, hintere Oberschenkelmuskulatur.

Beinbeuge mit Gymnastikball

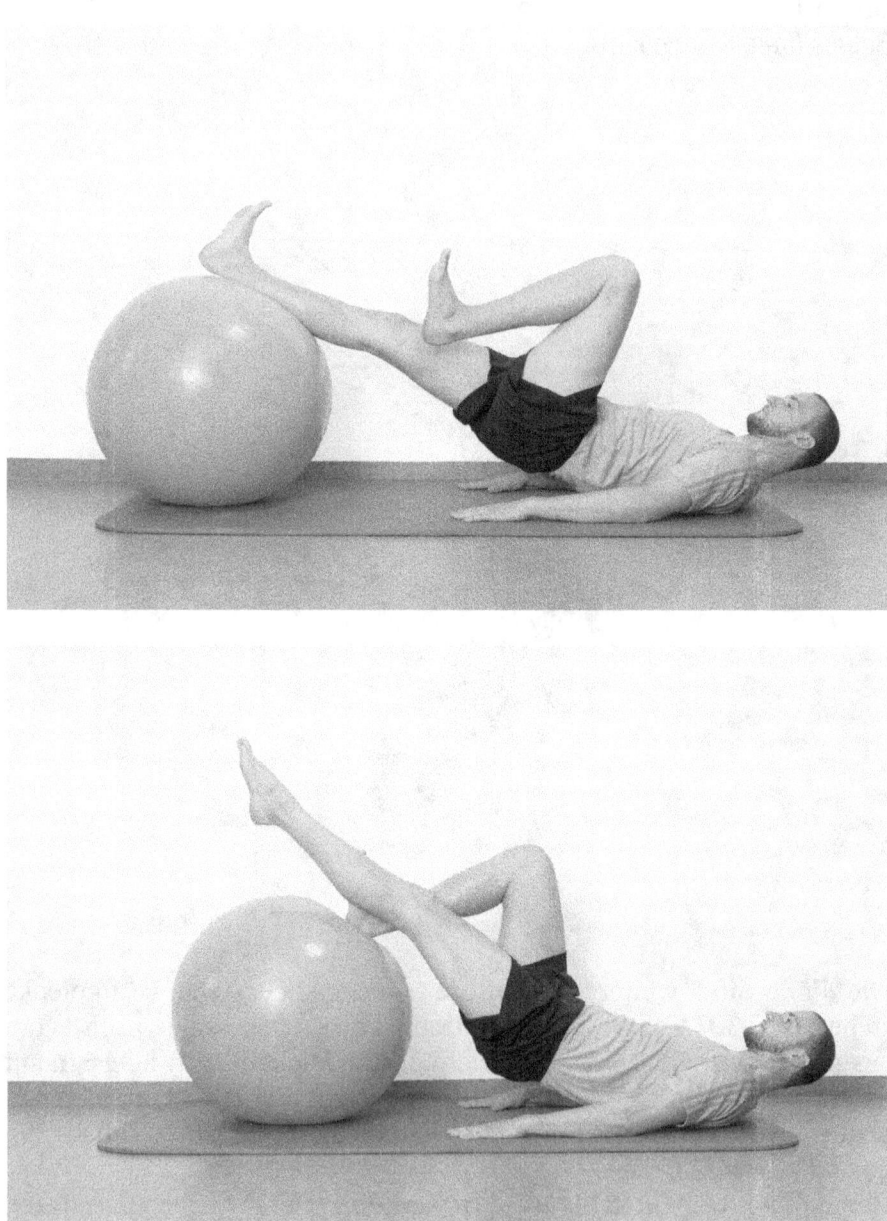

In der Ausgangsstellung liegen beide Beine auf dem Ball. Die Arme liegen neben dem Körper. Der Kopf ist leicht angehoben.

Nun wird das Gesäß soweit angehoben bis der gesamte Körper eine gerade Linie bildet.

Das zu trainierende Bein liegt auf dem Ball, das andere Bein wird angebeugt. Das Bein auf dem Ball wird so gebeugt, dass der Ball an das Gesäß rollt. Dabei wird das andere Bein ausgestreckt. Dann wieder in die Ausgangslage zurückkehren.

**Beanspruchte Muskelgruppen:** hintere Oberschenkelmuskulatur, Rumpfmuskulatur, Beckenmuskulatur.

Übung 3
Seitstütz links und rechts

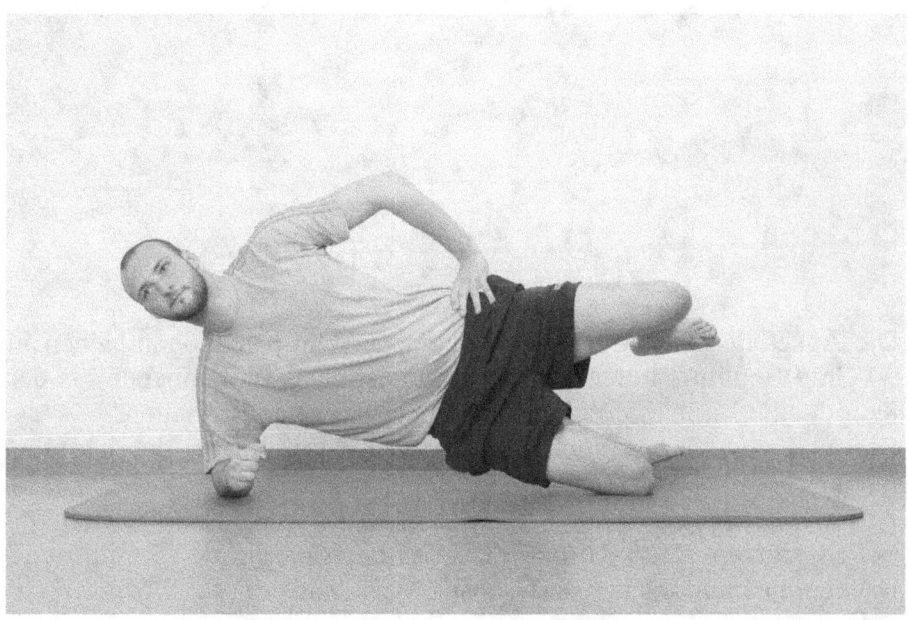

Die Ausgangsstellung ist die Seitlage. Die Knie werden 90 Grad gebeugt und der Ellenbogen wird in 90 Grad Beugung unter dem Schultergelenk aufgestellt. Becken nun abheben, bis der Körper wieder eine Linie bildet. Diese Position 30 Sekunden halten.

**Beanspruchte Muskulatur:** Rumpfmuskulatur und beckenstabilisierende Muskulatur.

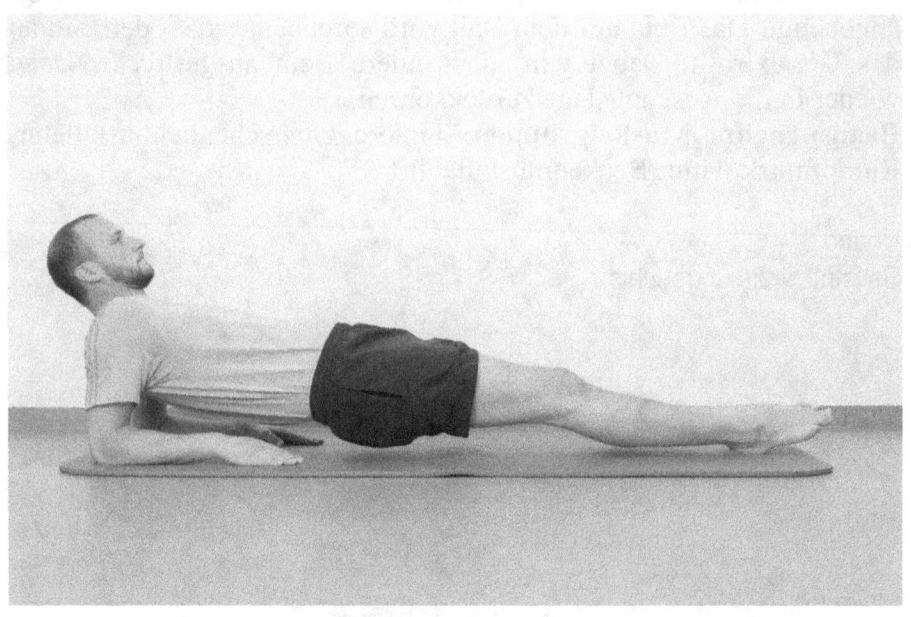

Die Ausgangsstellung ist die Rückenlage. Die Ellenbogen stehen in 90 Grad Beugung unter dem Schultergelenk. Gesäß anheben bis der Körper eine Linie bildet. Diese Position 30 Sekunden halten.

Diese Übung kann auch als Unterarmstütz vorn durchgeführt werden.

Aus der Ausgangsstellung Bauchlage auf die Unterarme und die Zehen stützen. Der Körper bildet dabei eine Linie. Rumpf und Beckenmuskulatur bewusst anspannen, um diese Position 30 Sekunden zu halten.

**Beanspruchte Muskulatur:** Rumpfmuskulatur, beckenstabilisierende Muskulatur.

**Therapieziel: Dehnung**

<u>Übung 5</u>
M. quadriceps femoris (vierköpfiger Oberschenkelmuskel)

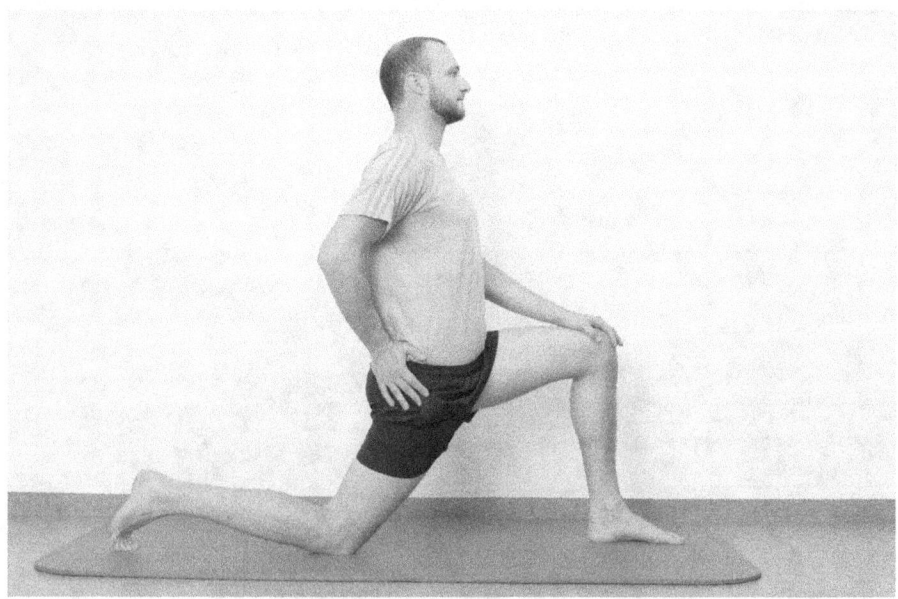

Der rechte Muskel soll gedehnt werden. Diese Position 30 Sekunden halten.

Adduktoren (innere Oberschenkelmuskulatur)

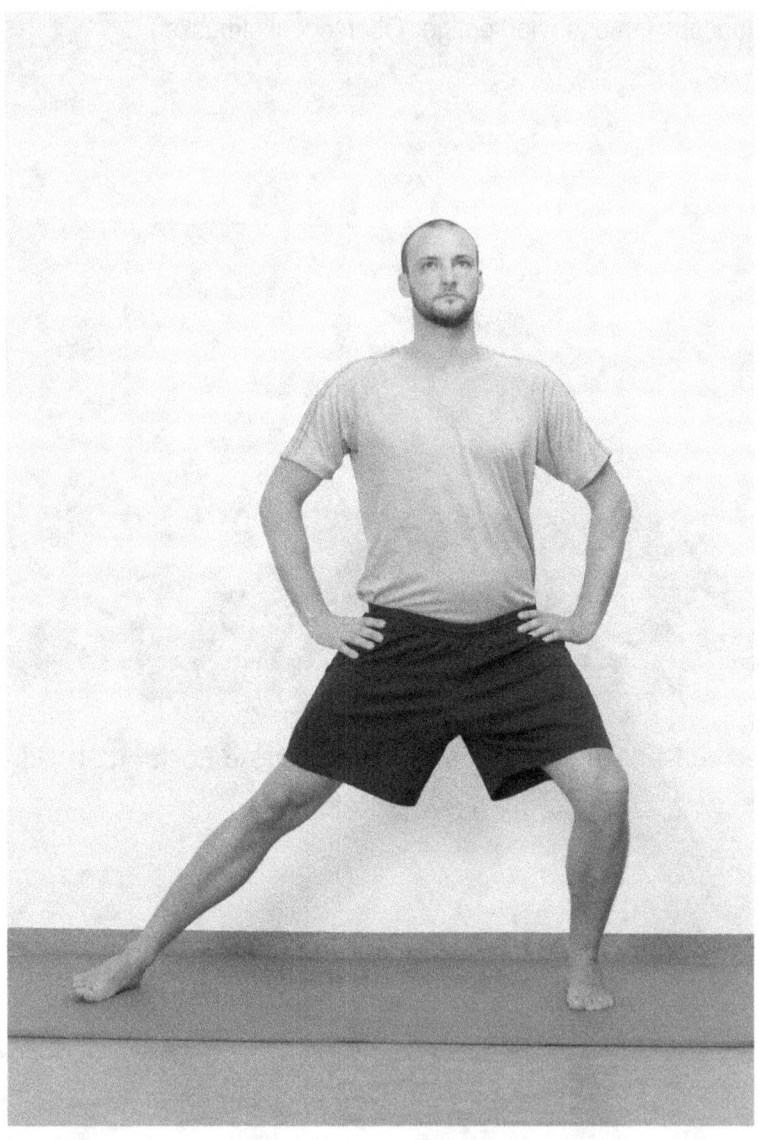

Im Stand stehen die Füße weiter als hüftbreit auseinander. Die Adduktoren am rechten Bein sollen gedehnt werden. Hände an das Becken und das Becken zur linken Seite schieben. Dabei wird das linke Knie gebeugt. Diese Position 30 Sekunden halten.

Ischiocrurale Muskelgruppe (hintere Oberschenkelmuskulatur)

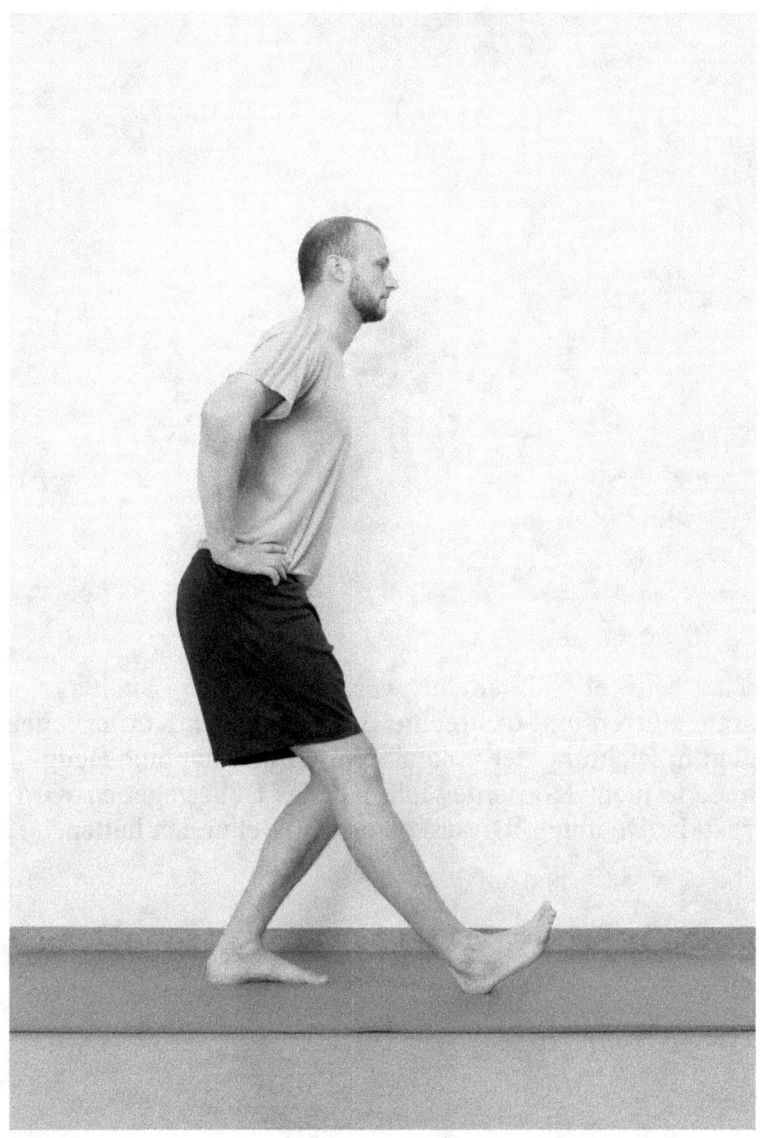

Die rechte hintere Oberschenkelmuskulatur soll gedehnt werden. Aus dem Stand das rechte Bein nach vorn setzen, den Fuß hochziehen und die Ferse auf dem Boden absetzen. Dabei den Po nach hinten schieben bis beide Knie auf gleicher Höhe sind. Diese Position 30 Sekunden halten.

Übung 8
M. piriformis (birnenförmiger Muskel)

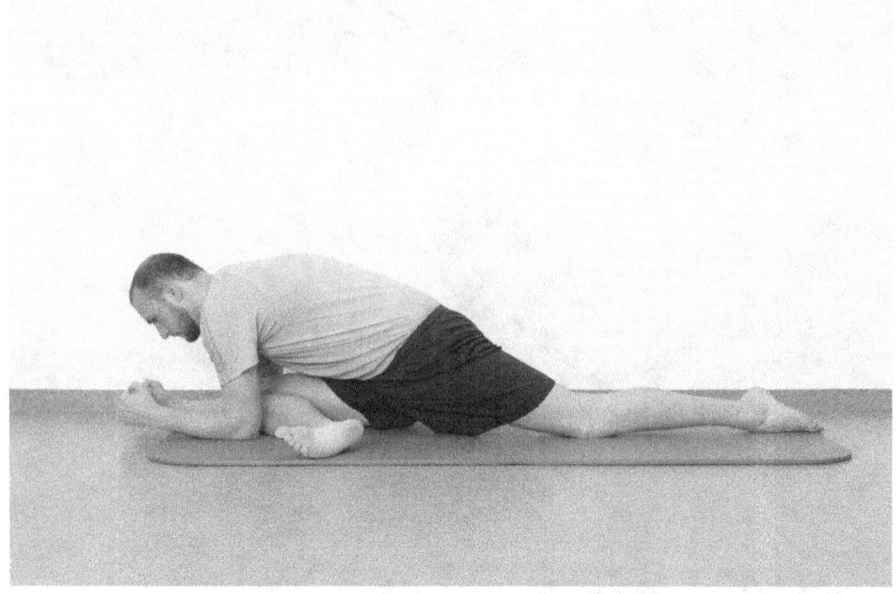

Der rechte Muskel soll gedehnt werden. Aus der Bauchlage auf die Unterarme stützen und das rechte Bein unter den Körper legen. Das Knie liegt in Richtung der linken Schulter und hat eine Beugung von 100 Grad. Je mehr Körpergewicht auf das Bein gegeben wird umso stärker ist die Dehnung. Diese Position 30 Sekunden halten.

**Therapieziel: Mobilisation des Iliosacralgelenks (Kreuz-Darmbeingelenk)**

Übung 9

Ausgangsstellung ist die Rückenlage. Die Beine liegen hüftbreit auseinander. Die Hände liegen am Becken. Füße hochziehen und Knie strecken. Diese Körperspannung halten.

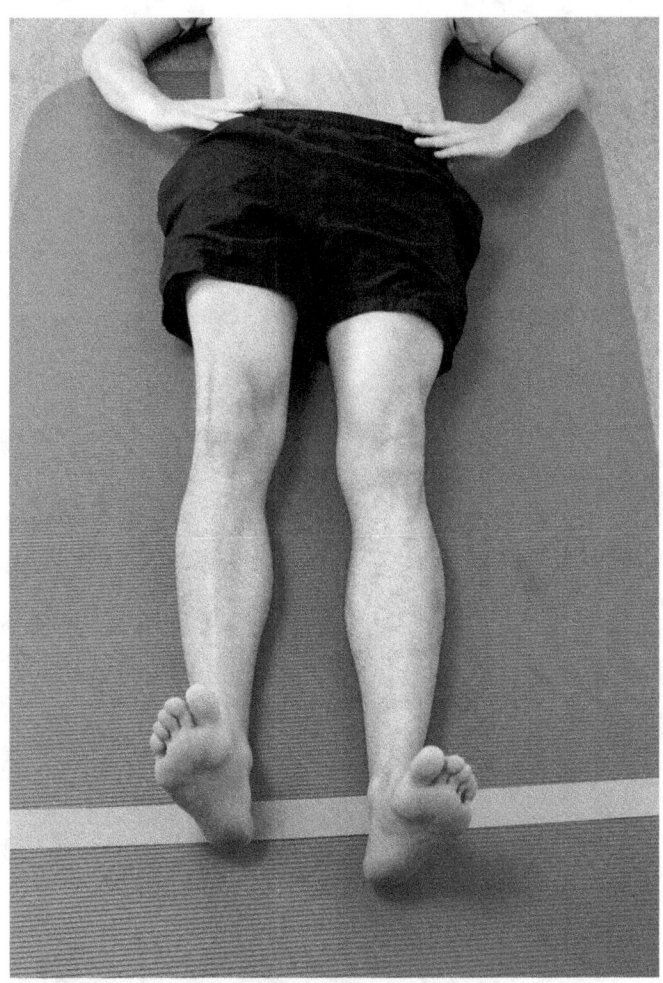

Aus dem Becken nun abwechselnd das linke und das rechte Bein nach unten schieben. Diese Übung langsam und rhythmisch ausführen.

**Therapieziel: sportspezifische Koordination auf dem Balance Pad**

Die destabilisierenden Eigenschaften des Balance Pad aktivieren die Steuerungsfunktion des Gehirns. Um den Körper in Balance zu halten, werden die Rezeptoren im Bereich der Füße, Gelenke und Augen verstärkt sensibilisiert. Trainingsziele können schnell erreicht werden

Übung 10

Schussbewegung auf dem Balance Pad. Übungsziel ist das Training der Koordination und der Stabilität von Beinachse und Becken.

*Phase 1*

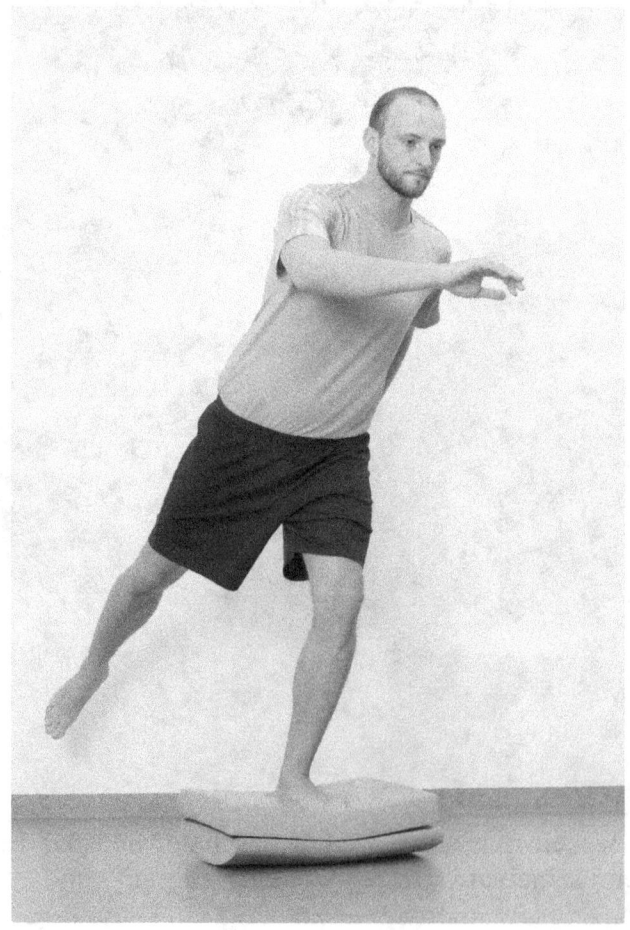

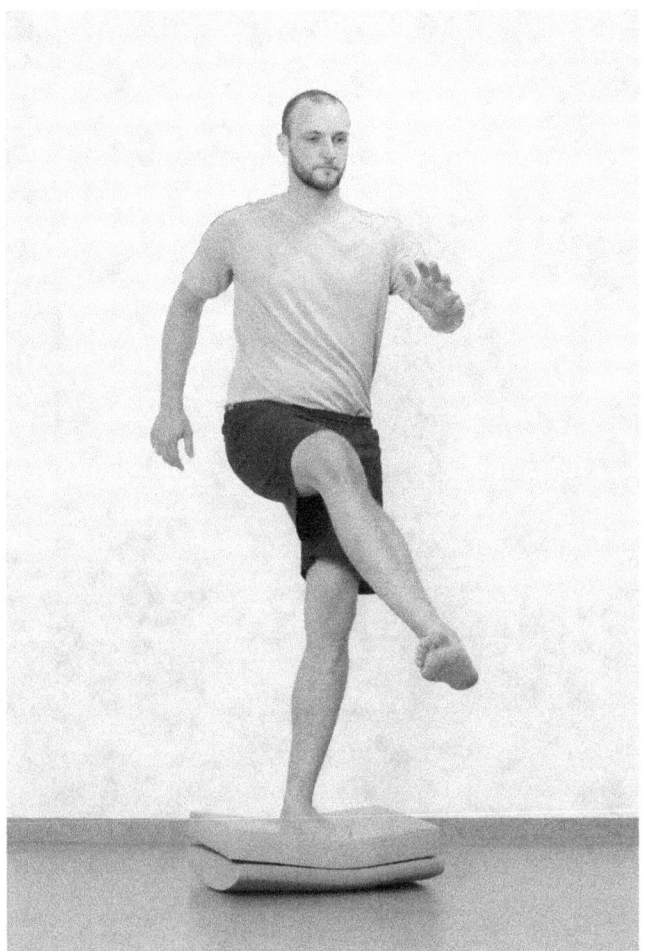

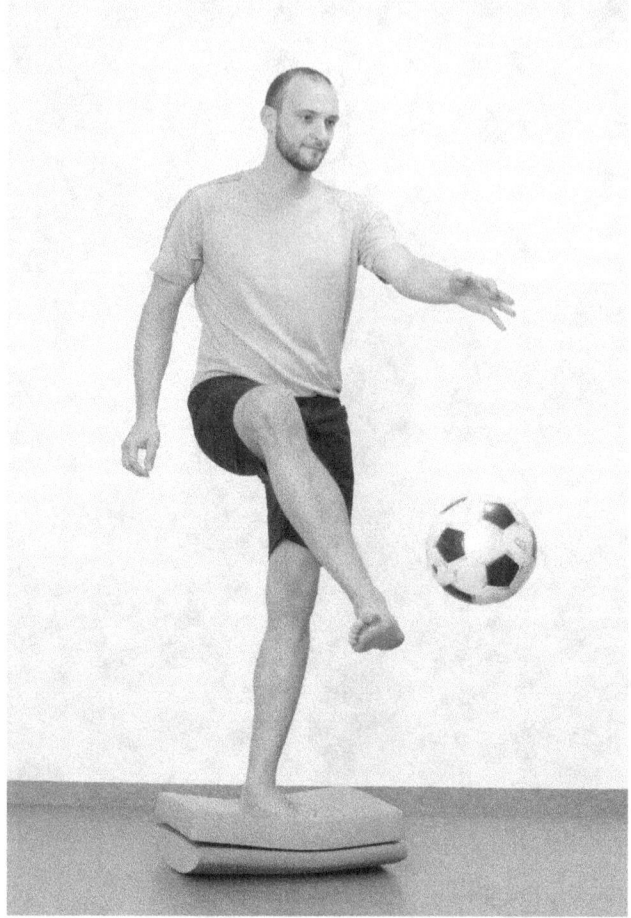

Das linke Bein ist das Standbein, das rechte Bein ist das Schussbein. Mit beiden Beinen auf das Balance Pad steigen. Das rechte Bein abheben und zunächst das Gleichgewicht finden. Wenn das Gleichgewicht gehalten werden kann, wird mit dem rechten Bein die Schussbewegung simuliert. Diese Übung kann auch mit dem Ball durchgeführt werden.

# EPILOG

Wir sind nun am Ende unserer Reise angekommen. Wie bei jeder Reise mussten wir uns entscheiden, was wir uns ansehen und was wir nicht besuchten oder nur erwähnten. So war es auch bei dieser Reise. Die hier vorgestellten Krankheitsbilder erheben nicht den Anspruch auf Vollständigkeit. Sie schienen mir persönlich die Wichtigsten, um dem Leser einen ausreichenden Überblick über die Leistenregion zu geben. Ich habe mich ganz bewusst nur auf den sportmedizinischen Aspekt des Leistenschmerzes konzentriert. Es gibt auch ganz andere Aspekte unter dem man den Leistenschmerz betrachten kann.

Jeder der das Buch gelesen hat, sollte nun etwas genauer Bescheid wissen über die Leistenregion, aber er sollte sich davor hüten anzunehmen, er wisse genug um selbst eine Diagnose stellen und sich behandeln zu können.

Auch mit Ratschlägen gegenüber anderen sollte man vorsichtig sein. Es ist eben ähnlich, wie bei einer richtigen Reise. Der einmalige Besuch eines Landes vermittelt uns oft nur einen ersten Eindruck und eben nur wenig Wissen. Wir lernen täglich Neues und Überraschendes, das Altes in einem anderen Licht erscheinen lässt und uns schließlich zwingt unsere einstigen Vorstellungen zu revidieren.

Auch den Ärzten und Physiotherapeuten die sich täglich mit der Leistenregion beschäftigen, geht es nicht anders.

So habe ich selbst erst vor kurzem, als ich bereits an diesem Buch arbeitete einen Patienten kennen gelernt, der mir die Augen, für ein mir in diesem Zusammenhang unbekanntes Krankheitsbild, öffnete.

Unter beidseitigen Leistenschmerzen leidend, hatte er sich wochenlang in meiner Behandlung befunden, ohne dass die Diagnostik eine ernsthafte Erkrankung erbrachte. Auch die Therapie, wie in solchen Fällen dann üblich, führte zu keiner Besserung der Beschwerden.

Nur durch die Hilfe eines Kollegen, der sich zufällig zu jener Zeit in meiner Behandlung befand und dem ich von diesem jungen Mann erzählte, kamen wir den Beschwerden des Patienten auf die Spur. Er litt unter einer somatoformen Schmerzstörung.

Er und der ärztliche Kollege öffneten mir für ein scheinbar unlösbares Problem die Augen, führten mich an einen Ort, den ich als Chirurg noch nicht kannte oder den ich für nicht sonderlich wichtig erachtete.

Auch Tim Parks, dessen Buch „ Die Kunst still zu sitzen," das ich im vergangen Jahr las, beschreibt einen völlig anderen Weg mit den Schmerzen in der Leiste und dem Becken zurecht zu kommen.

Persönlicher Stress, Spannungen, Druck im Beruf und Unzufriedenheit mit der eigenen Lebenssituation können Leistenschmerzen auslösen. Leistung und Leiste scheinen sprachlich nahe Verwandte zu sein. Daran sollte man denken. Zögern sie jedoch nicht, bei anhaltenden Leistenschmerzen einen Arzt aufzusuchen, zu dem sie Vertrauen haben. Er wird sie eingehend untersuchen, sich Zeit nehmen um nach den Ursachen ihrer Beschwerden zu suchen und ihnen schließlich auch helfen.

# ANHANG

## Zahlen und Fakten

*Quelle: Statistisches Bundesamt*

6.756.562 Männer und Frauen/ Jungen und Mädchen spielen Fußball.
5.706.260 sind Männer.
1.050.303 sind Frauen.

*Quelle: Focus online*

1,5 Millionen Sportverletzungen ereignen sich jährlich in Deutschland.
500 000 Sportverletzungen betreffen dabei Fußballer.
Jede 4. bis 8. Verletzung wird durch Gegnerkontakt ausgelöst.
34 Prozent aller Fußball-Verletzungen sind Überlastungsverletzungen, die sich am häufigsten in den letzten Minuten der 1. und 2. Halbzeit ereignen

*Quelle: Ekstrand in Müller-Wohlfahrt*

Muskelverletzungen machen 35 Prozent aller Fußballverletzungen aus.

Etwa 55 Prozent betreffen den Oberschenkel, 17 Prozent den Quadrizepsmuskel, 37 Prozent die ischiocrurale Muskulatur und 30 Prozent die Hüft- und Leistengegend.

Das Verletzungsrisiko für Oberschenkel- und Hüft-Leistenverletzungen nimmt mit der Spieldauer zu.

Das Verletzungsrisiko ist im Spiel höher als im Training.

# Selbsttest

modifiziert nach dem Kopenhagener Hüft - und Leistenscore

**Leistenscore**

1. Wie würden Sie den Leistenschmerz charakterisieren?

   | 0 | - | kein Schmerz |
   |---|---|---|
   | 1 | - | sehr leichte Schmerzen |
   | 2 | - | leichte Schmerzen |
   | 3 | - | mäßige Schmerzen |
   | 4 | - | starke Schmerzen |

2. Haben Sie nachts Leistenschmerzen?

   | 0 | - | nein |
   |---|---|---|
   | 1 | - | nur 1 oder 2 Nächte |
   | 2 | - | einige Nächte |
   | 3 | - | viele Nächte |
   | 4 | - | jede Nacht |

3. Haben Sie einen plötzlichen, einschießenden, messerstich- oder krampfartigen Schmerz in der Leiste verspürt?

   | 0 | - | nein, niemals |
   |---|---|---|
   | 1 | - | an ein oder zwei Tagen |
   | 2 | - | an einigen Tagen |
   | 3 | - | an den meisten Tagen |
   | 4 | - | jeden Tag |

4. Müssen sie wegen Ihres Leistenschmerzes beim Gehen humpeln?

   | 0 | - | selten oder nie |
   |---|---|---|
   | 1 | - | manchmal |
   | 2 | - | oft, aber nicht sofort |
   | 3 | - | die meiste Zeit |
   | 4 | - | immer |

5. Wie lange müssen Sie gehen, bis der Schmerz in der Leiste sehr stark wird?

| | | |
|---|---|---|
| 0 | - | kein Schmerz nach 30 Minuten |
| 1 | - | 16 - 30 Minuten |
| 2 | - | 5 - 15 Minuten |
| 3 | - | weniger als 5 Minuten |
| 4 | - | wegen der Schmerzen kann ich nicht laufen |

6. Sind Sie in der Lage, Treppen zu steigen?

| | | |
|---|---|---|
| 0 | - | ja, leicht |
| 1 | - | mit leichten Schwierigkeiten |
| 2 | - | mit mittleren/mäßigen Problemen |
| 3 | - | mit starken Problemen |
| 4 | - | es ist nicht möglich |

7. Haben Sie Probleme, in ein Auto einzusteigen oder öffentliche Verkehrsmittel zu nutzen?

| | | |
|---|---|---|
| 0 | - | nein |
| 1 | - | sehr geringe Probleme |
| 2 | - | mäßige Probleme |
| 3 | - | starke Probleme |
| 4 | - | es ist unmöglich |

8. Wie oft taucht der Schmerz in der Leiste in Verbindung mit Ihrer täglichen Arbeit auf, einschließlich der Hausarbeit?

| | | |
|---|---|---|
| 0 | - | nie |
| 1 | - | selten |
| 2 | - | manchmal |
| 3 | - | oft |
| 4 | - | immer |

## Auswertung

| | | | |
|---|---|---|---|
| 0 | bis | 5 Punkte: | gutes Ergebnis |
| 6 | bis | 13 Punkte: | mäßiges Ergebnis |
| 14 | bis | 18 Punkte: | ausreichendes Ergebnis |
| 18 | bis | 32 Punkte: | schlechtes Ergebnis |

Sollte das Ergebnis ihres Selbsttests mehr als 6 Punkte erbringen, empfehlen wir die Vorstellung bei einem Arzt.

# Befundnavigator

Es ist üblich, dass Patienten ihre Röntgenbilder oder MRT Befunde im Anschluss an die Untersuchung ausgehändigt bekommen. Der beiliegende schriftliche Befund ist für die meisten Patienten unverständlich und bedarf selbstverständlich der Erläuterung durch den Arzt. Nur er kann bei Kenntnis der Beschwerden des Patienten den erhobenen radiologischen Befund richtig einordnen.

Da aber die Patienten häufig durch die im Befund verwendeten Begriffe verunsichert sind, habe ich mich entschlossen, dieses kleine Kapitel in das Buch einzufügen. Es ersetzt nicht das Gespräch mit dem behandelnden Arzt und dessen Erläuterungen, kann aber vielleicht helfen die Aufregung vor dem nächsten Arzttermin ein wenig zu vermindern.

**Bone bruise:** wörtlich Knochenprellung, beschreibt es ursprünglich eine unfallbedingte Wassereinlagerung in den Knochen, ein sogenanntes Ödem.

**CAM Impingment:** beschreibt eine knöcherne Einklemmung am Hüftgelenk. Ursache ist ein knöcherner Anbau am Hüftgelenkskopf. Dieser knöcherne Anbau führt zu einer Berührung zwischen Hüftgelenkskopf und Hüftgelenkspfanne mit einer sich daraus entwickelnden Abnutzung im Hüftgelenk.

**Chondrosis:** bezieht sich zumeist auf die Bandscheibe und beschreibt die im Röntgenbild oder in der MRT nachweisbare Gewebealterung, speziell des Kollagens und dessen Verlust des Wasserbindungsvermögens.

**Dehydriert:** beschreibt die Abnahme des Wassergehalts im Gewebe.

**Duraschlauch:** harte Hirnhauthülle, die sich in das Rückenmark, als harte Rückenmarkshaut fortsetzt. Der Durasack umgibt das Rückenmark.

**Ermüdungsfraktur:** durch eine Überlastung ausgelöster Knochenbruch.

**Facettengelenksödem:** Wassereinlagerung in den kleinen Gelenken der Wirbelkörper.

**FAI – femoroacetabuläres Impingment:** beschreibt eine Einklemmungssymptomatik des Hüftgelenks, ausgelöst durch eine Inkongruenz des Hüftkopfknochens.

**Foramen:** Loch.

**Foraminal:** das Loch betreffend, zumeist bezieht sich der Begriff auf den Wirbelkörper und das dort sich findende Loch, aus dem der Spinalnerv austritt.

**Gracilis Syndrom:** entzündlich oder traumatische Veränderung am Ansatz des M. gracilis (kleiner Adduktorenmuskel am Oberschenkel)

**Inferior:** unten.

**Lateral:** zur Seite hin.

**Medial:** zur Mitte hin.

**Pincer Impingment:** beschreibt eine Einklemmungssymptomatik am Hüftgelenk, ausgelöst durch eine übermäßige kneifzangenartige Umfassung des Hüftgelenkskopfes.

**Sacroiliitis:** Entzündung des Kreuz-Darmbeingelenks.

**Schambeinzyste:** Hohlraum innerhalb des Schambeins, gelegentlich Flüssigkeitsgefüllt.

**Secondary cleft Syndrom:** Bandverletzung des unteren Anteils der Symphysenfuge. Betroffen ist das Ligamentum pubicum inferius.

**Spinal:** zum Rückgrat gehörig.

**Spinalkanalstenose:** Verengung des Rückenmarkkanals.

**Spondylarthrose:** Abnutzung der kleinen Wirbelgelenke.

**Spondylolyse:** Lösung der kleinen Wirbelgelenke, meist durch Abnutzung bedingt, aber auch durch Entzündungen oder durch einen Unfall ausgelöst.

**Superior:** oben.

**Transiente Osteoporose:** flüchtige Störung der Knochendichte.

**Occulte Fraktur:** verborgener Knochenbruch, nur durch spezielle Untersuchungstechniken wie der MRT oder dem CT nachweisbar.

**Ostitis pubis:** Schambeinentzündung.

# Kleines Leisten – Lexikon

**Abduktion:** Abspreizen bzw. seitliches Wegführen eines Körperteils. In unserem Zusammenhang ist das Abspreizen des Oberschenkels gemeint.

**Adduktion:** Anlegen oder Heranführen eines Körperteils an den Körper. In unserem Zusammenhang ist das Zusammenpressen des Oberschenkels gemeint.

**Akutes Abdomen:** beschreibt eine akute lebensbedrohliche Erkrankung des Bauchraums. Häufige Ursachen eines akuten Abdomens sind Darmdurchbrüche, schwere Entzündungen der Organe des Bauchraums, eine Reizung des Bauchfells und Durchblutungsstörungen.

**Aneurysma:** bezeichnet die krankhafte sackförmige Erweiterung eines arteriellen Blutgefäßes.

**Antisepsis:** ist die Hemmung oder Vernichtung von Infektionserregern durch Desinfektion.

**Arthrose:** ist ein übermäßiger Gelenkverschleiß. Am häufigsten von einem solchen Gelenkverschleiß sind, das Kniegelenk und das Hüftgelenk, betroffen.

**Asepsis:** beschreibt die Keimfreiheit durch Desinfektion.

**Balneotherapie:** bezeichnet die therapeutischen Anwendungen in und mit Wasser.

**Denervation:** beschreibt die bewusste Durchtrennung von Nerven, häufig mit dem Ziel, einen durch die Fehlfunktion der Nerven ausgelösten Schmerz zu beheben.

**Dermatome:** bezeichnet Hautareale des Körpers, die einer bestimmten Nervenversorgung zugeordnet werden können.

**Elastographie:** bezeichnet eine im Rahmen der Ultraschalluntersuchung durchgeführte Messung der Elastizität des Fett-, Muskel- und Bindegewebes.

**EMG, Elektromyographie:** beschreibt die Messung der elektrischen Muskelaktivität.

**ENG, Elektroneurographie:** beschreibt die Messung des elektrischen Funktionszustandes eines Nerven.

**Epiphysiolyse:** beschreibt am wachsenden Skelett, die Lösung der Wachstumsfuge, die zu einer Verschiebung der Epiphyse des Knochens führt.

**Extension:** ist die Streckung eines Körperteils.

**Flexion:** ist die Beugung eines Körperteils.

**Headsche Zone:** überempfindliche Hautareale. Diese Überempfindlichkeit ist durch eine Reizung eines inneren Organs ausgelöst.

**Hemikastration:** Einseitige Entfernung des Hodens. Im genannten Zusammenhang ist die operative Entfernung von Samenstrang und Hoden gemeint.

**Hernia inguinalis**: Synonym für einen Leistenbruch. In der Chirurgie wird zwischen einem medialen (erworbenen) und einem lateralen (angeborenen) Leistenbruch unterschieden.

**Hüftdysplasie:** beschreibt den Zustand einer unzureichenden Überdeckung des Hüftkopfes durch die Hüftpfanne. Eine Hüftdysplasie gilt als Präarthrose, d.h. sie ist ein anatomische Situation am Hüftgelenk, die zu einem erhöhten Verschleiß und damit zur Ausbildung einer Hüftarthrose führen kann.

**Hyperlordose:** auch Hohlkreuz, mit übertriebener Wölbung der unteren Wirbelsäule. Die Folge ist eine Beckenkippung mit nachfolgender Störung der muskulären Balance der Rückenmuskulatur.

**Hypermobilität:** beschreibt eine zu große Beweglichkeit.

**Hypomobilität:** beschreibt eine zu geringe Beweglichkeit.

**Iliosacralgelenk:** Großes, straff geführtes Gelenk des Beckens zwischen dem Darmbein und dem Steißbein.

**Impingmentsyndrom:** allgemein Einklemmungssyndrom. In unserem Zusammenhang bezeichnet das Impingmentsyndrom die Einklemmung des Hüftkopfes beim Eintritt in die Hüftpfanne. Diese Situation führt oft zu einem erhöhten Gelenkverschleiß.

**Insertionstendinose:** bezeichnet die chronische Reizung einer Muskelsehne an ihrem knöcherenen Ansatz.

**Interferenzstrom:** bezeichnet eine spezielle Form der Elektrotherapie im Rahmen der physiotherapeutischen Behandlung.

**Inzidenz:** beschreibt die Neuerkrankungsrate.

**Labrum:** knorpliger Rand an der Pfanne des Hüftgelenks, der der Vertiefung der Hüftpfanne dient und das Missverhältnis zwischen Hüftkopf und Hüftpfanne ausgleicht, ohne dabei das Bewegungsausmaß des Hüftgelenks zu beeinflussen.

**Labrumzyste:** flüssigkeitsgefüllter Raum im Labrum. Diese Zyste stellt meist einen Hinweis für eine Verletzung der knorpligen Hüftgelenkslippe dar, kann aber auch ohne eine solche Verletzung auftreten.

**Laparoskopische Operationen:** Synonym für minimalinvasive Chirurgie; Operationen, die mittels kleiner Bauchschnitte und einer Kameraoptik ausgeführt werden.

**Lasequesches Zeichen:** Test in der Orthopädie und Neurologie bei dem der Ischiasnerv und die spinalen Nervenwurzeln der Lendenwirbelsäule gedehnt werden. Bei dem auf dem Rücken liegenden Patienten wird das gestreckte Bein passiv im Hüftgelenk gebeugt. Tritt bei diesem Test ein Schmerz auf, so wird der Test als positiv gewertet.

----

**Lokalanästhetikum:** Medikament, dass zur örtlichen Betäubung eigesetzt wird.

**Miniarthrotomie:** Öffnung eines Gelenks über einen kleinen Schnitt. In unserem Zusammenhang gemeint ist die Öffnung des Hüftgelenks.

**Muskelbündelriss:** Ein Muskelbündel besteht aus etwa 200 bis 250 Muskelfasern. Bei einem Muskelbündelriss werden die, die Muskelfasern umgebenen Gewebe mitverletzt.

**Muskelfaserriss:** Verletzung mehrerer Skelettmuskelfasern. Eine Muskelfaser hat einen Durchmesser von 10 bis 100 Mikrometer. Daraus ergibt sich, dass bei einer Muskelfaserverletzung immer mehrere Muskelfasern betroffen sind.

**Muskelausriss:** sehniger Ausriss der Muskels an seiner knöchernen Verankerung. Durch die fehlende Fixierung am Knochen kann der Muskel seiner Funktion nicht mehr nachkommen.

**Muskelquetschung:** Muskelverletzung durch eine direktes Trauma.

**Neuraltherapie:** Behandlung von Nervenreizungen mittels örtlich gesetzter Spritzen, die zumeist ein Betäubungsmittel und ein entzündungshemmendes Medikament enthalten.

**Nichtsteroidale Antiphlogistika:** bezeichnet eine Gruppe von Schmerzmittel mit entzündungshemmender Wirkung.

**NOTES:** neues Operationsverfahren, bei dem die natürlichen Körperöffnungen genutzt werden, um die Operation durchzuführen.

**Ödem:** beschreibt die Wassereinlagerung im Körpergewebe.

**Osteochondrose:** bezeichnet die Umwandlung von Knorpelgewebe in Knochengewebe.

**Rezidiv:** bezeichnet einen Wiederholungsbruch. Das Auftreten von Wiederholungsbrüchen nach Operationen an der Leiste ist immer möglich.

**Rückenmarkssegment:** besteht aus dem Wirbelkörper, der Bandscheibe und dem dazugehörigen Spinalnerven.

**Schenkelhernie:** Eine Bruchform, die deutlich seltener als der Leistenbruch auftritt. Ein Schenkelbruch entwickelt sich unter dem Leistenband zwischen der großen Venen des Beins (V. femoralis und M. pectineus) in der sogenannten Schenkelpforte. Bei Männern mit einer Häufigkeit von 1% aller Brüche der Leistenregion sehr selten, bei Frauen mit 25% deutlich häufiger. Schenkelbrüche klemmen oft ein.

**Serome:** bezeichnet eine Flüssigkeitsansammlung im Gewebe nach einer Operation oder nach einem Unfall. Diese Flüssigkeitsansammlung auch Gewebswasser genannt ist Eiweißreich.

**Sklerosierungen:** bezeichnet im Röntgenbild eine Verdichtung der Knochenstruktur, die einen Hinweis auf eine höhere Belastung gibt.

**Somatoforme Schmerzstörung:** hierbei handelt es sich um einen anhaltenden, körperlich empfundenen Schmerz, der sich nicht durch eine strukturelle krankhafte Veränderung des Gewebes erklären lässt.

**Sonographie:** Ultraschalluntersuchung.

**Spinalnerv:** Synonym gebraucht für Rückenmarksnerv. Die Rückenmarksnerven treten paarig aus dem Wirbelkanal aus. Jeder Mensch besitzt 31 segmentale Nervenpaare.

**Spondylolisthesis**: allgemein für Wirbelgleiten. Besonders häufig im Bereich zwischen dem 5. Lendenwirbelkörper und dem 1. Sacralwirbel bzw. zwischen dem 4. und dem 5. Lendenwirbelkörper. Die Einteilung der Spondylolisthesis erfolgt nach Meyerding in vier Stadien.

**Spondylolyse:** Lösung einer normalerweise an der Wirbelsäule bestehenden kleinen Gelenkverbindung. Sie kann angeboren sein, aber auch entzündliche oder traumatische Ursachen haben.

**Spongiosa:** schwammartiges Innengewebe des Knochens.

**Supportiva:** beschreibt unterstützende Medikamente. In der Regel sind dies Naturheilmittel bzw. Präparate auf enzymatischer Basis.

**Szintigraphie:** besondere Untersuchungstechnik bei der kurzlebige radioaktiv markierte Substanzen dem Körper über das Blut zugeführt werden. Die Substanzen reichern sich selektiv an und können so einen Hinweis z.B. auf entzündliche Knochenprozesse geben. Häufig wird die Szintigraphie in der Schilddrüsendiagnostik eingesetzt.

**Triggerpunkt:** Schmerzpunkte in der Muskulatur, die durch das Zusammenziehen von Muskelfasern entstehen. Diese punktförmigen Muskelverhärtungen sind schmerzhaft und zeigen oft ein Schmerzfeld.

**Trokar:** spitzes Operationsinstrument, mit dessen Hilfe ein Loch in die Bauchdecke gebohrt werden kann. Durch dieses Loch werden dann die Instrumente für die Operation eingeführt.

**Unsteril:** nicht sauber, mit Bakterien und anderen Mikroorganismen verseucht.

**Viszero-cutaner Reflex:** Nervenverbindungsbogen zwischen einem inneren Organ und der diesem Organ zugeordneten Haut. Ein solcher Reflexbogen führt oft zu einer Überempfindlichkeit der Haut.

**Zyste:** Flüssigkeitsgefüllte von einer Wand umgebene Wasserblase.

# DANKSAGUNG

Dieses Buch entstand auf Anregung meiner Frau Ulrike, die mir seit vielen Jahren ermöglicht meine Arbeit mit dieser Intensität durchzuführen. Als wir beide uns das erste Mal während eines Inselaufenthalts auf Hiddensee darüber unterhielten, hatten wir beide keine Vorstellung davon, wie zeitaufwendig dieses scheinbar kleine Projekt werden würde.

Ihr und meinen Kindern Florian und Felix bin ich zu großem Dank verpflichtet, weil sie es mir trotz meiner wenigen Zeit erlaubten an diesem Buch zu arbeiten.

Während der Vorbereitungen zu diesem Buch sprach ich mit einigen meiner Patienten Raymond Hecht und Torsten Frings gaben mir die Erlaubnis ihre Geschichten in diesem Buch zu erzählen. Dies ist nicht selbstverständlich. Ich bedanke mich bei Ihnen für ihr Vertrauen, dass sie mir schon während der Behandlung entgegenbrachten.

Lars Banthau und Robert Sinn halfen bei der Erarbeitung des physiotherapeutischen Teils des Buches. Sie gaben diesem Teil sein Gesicht.

Schließlich habe ich dem Verleger Christoph Links zu danken, der das Manuskript als erster las und mich – auch wenn er selbst es nicht verlegte – ermutigte, weiter daran zu arbeiten.

Der Journalist Andreas Wenderoth opferte zwei Monate seines Inselaufenthalts in Mallorca um das Buch zu kürzen und stilistisch zu überarbeiten. Er arbeitete unermüdlich daran und gab ihm damit die nötige Stringenz und Lesbarkeit.

Vielen Dank.

Mein Dank gilt nicht zuletzt unserer guten Freundin Dr. Marion Haß und natürlich der Freundin meines Sohnes, Anna Papadopoulos, die beide die letzte Fassung noch einmal kritisch redigierten und mich auf Fehler hinwiesen. Beide trugen damit ebenso wie Prof. E.G. Krause erheblich zur besseren Lesbarkeit des Buches bei.

# LITERATUR

Cooper, A.: Anatomische Beschreibung und chirurgische Behandlung der Unterleibsbrüche, Weimar im Verlag des Landes-Industrie-Comptoirs 1833

Debrunner A.M.: Orthopädie, orthopädische Chirurgie. Verlag Hans Huber 1994

Dienst, M. (Hrsg.): Lehrbuch und Atlas der Hüftarthroskopie. Urban und Fischer 2010

Engelhardt, M. (Hrsg.): Sportverletzungen, Diagnose, Management und Begleitmaßnahmen. Urban u. Fischer 2009

Foucault, M.: Die Geburt der Klinik. Eine Archäologie des ärztlichen Blicks. Fischer Taschenbuch Verlag, 5. Auflage 1999

Hindmarsh AC, Cheong E, Lewis MP, Rhodes M: Attendance at a pain clinic with serve chronic pain after openand laparoscopic inguinal hernia repairs. Br J Surg 2003; 90: 1152-1154

Lovell G, Galloway H, Hopkins W, Harvey A. Osteitis pubis and assessment of bone marrow edema at the pubic symphysis with mri in an elite junior male soccer squad. Clin J Sport Med 2006; 16: 117–122

Müller-Wohlfahrt, H.W.; Uebelhacker, P.; Hänsel, L.: Muskelverletzungen im Sport. Thieme Verlag Stuttgart 2010

Obermaier R, Pfeffer F, Hopt U.T. (Hrsg.) Hernienchirurgie. München Elsevier 2009

Overbeck, W.; Franz, W.: Der Leistenschmerz des Sportlers - Differentialdiagnose und Therapie. Springer Verlag 1995

Sontag, S. Krankheit als Metapher. Fischer Taschenbuch Verlag 1996

Stilett, H.: Michel de Montainge für Mediziner und ihre Opfer. Eichborn Verlag 1999

Thorborg K, Hölmich P, Christensen R, Petersen J, Roos EM: The Copenhagen Hip and Groin Outcome Score (HAGOS): development and validation according tot he COSMIN checklist. Br J Sports Med 2011; 45: 478 - 491

Unschuld, P.U.: Was ist Medizin? Westliche und östliche Wege der Heilkunst. Verlag C.H.Beck 2003

**Internetquellen**

**1.** URL: ww.herniamed.de/?q=node/66

2. URL: ttp//www.svensktbrackregister.se/pdf/red06.pdf. In: Pfeffer F, Obermaier R. Epidemiologie und Ätiologie. In: Obermaier R, Pfeffer F, Hopt U.T. (Hrsg.) Hernienchirurgie München: Elsevier, 2009: 19–20

www.ingramcontent.com/pod-product-compliance
Lightning Source LLC
Chambersburg PA
CBHW072024190526
45166CB00015B/469